因為你 因為我

林碧霞 著

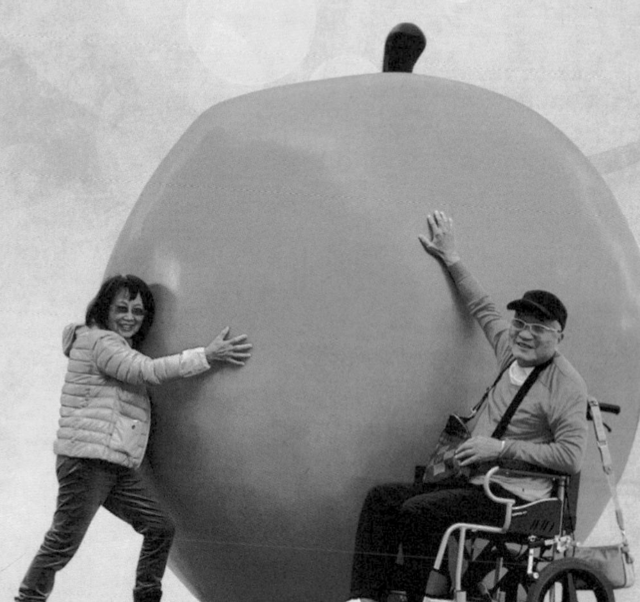

推薦序一

不倒的生命鬥士

與陳義謙先生和林碧霞女士的首次相遇，是二〇二〇年二月在十七樓的神經外科病房，陳先生精神抖擻、完全不像剛完成腦部手術的患者，至今我仍印象深刻。

之後將近四年的每次住院治療和門診追蹤，林碧霞女士一直堅定地守護在陳先生身旁，給予他無微不至的照護，讓我深受感動。

原發性腦部淋巴癌是一種罕見的淋巴癌，至今尚未有標準的治療方式，每位血液腫瘤科醫師可能都會提出不同的治療方法。

這種疾病因腫瘤位於中樞神經，而中樞神經是身體極度保護的部位，使得一般常用的淋巴瘤治療藥物難以抵達並有效對抗腫瘤。

因此，高劑量的特定化療藥物成爲首選的治療方式，但因爲原發性腦部淋巴癌的患者多數年紀較大，使得治療變得更加困難。

在這場與病魔的對抗中，醫生雖然能夠制定治療方針並提供各式藥物，但最終的戰鬥還是需要病人自己上場。

陳義謙先生，以七十三歲高齡，勇敢地接受了六次高劑量化療，並完成了自體造血幹細胞移植作爲鞏固治療。

如果不是林碧霞女士一直堅定地守護在他身邊，這段艱辛的治療旅程絕不會如此順利。完成原發性腦部淋巴癌的標準治療後，爲了遏止腦部功能的退化，林碧霞女士更是費盡心力安排了多元且豐富的復健課程以及多次的國內外旅遊。

每次回診，醫者都能深切感受到林碧霞女士對陳義謙先生的無私關愛，她的照護不僅是醫療，更是一份充滿愛和情感的陪伴。

這本書是一個生命之光的見證，林碧霞女士詳實的記錄她與陳義謙先生攜手面對身體有形的疾病痛楚與心理無形的焦慮不安，但同時也讓人讚嘆堅韌的心靈所迸發出的能量與勇氣。

這本書更是個能讓醫者自我省思檢視的可貴經驗，雖然是醫者在醫治病人的疾病，但病人才是醫者最好的老師。

臺北榮民總醫院血液腫瘤科　王浩元醫師

推薦序二

愛與堅持

生命的曲折與波動有時超越我們所能想像，但也同時給予我們勇氣和希望繼續前行。

個人感到非常榮幸，能夠為我們一直敬愛的碧霞校長的新書寫這篇序文，以醫師眼中所見他們充滿挑戰但卻愈發勇悍、堅持與互信互愛的旅程。

義謙師丈於二〇一九年因身體出現了疲倦暈

沉、走路歪斜、終日打嗝的症狀，最終發現是腦幹長了淋巴瘤，雖經手術成功切除卻留下平衡失調及短期記憶喪失的後遺症。

手術後碧霞校長扛起了師丈漫長復健之路的重擔，投入全副的心思及愛，成爲師丈最堅強的後盾，鶼鰈情深著實令周遭親友動容。

校長不僅爲先生安排了每日居家復健和生活中的各項活動，來防止師丈腦部退化，更數次帶著坐輪椅的他出國旅遊以舒展長期復健所累積的鬱悶。

這其中的點滴辛苦難爲外人所體會，但如此的堅持和努力在醫者眼中是積極作爲和無私奉獻，也是居家照顧及復健的典範。

這本回憶錄也充滿了生活的點滴，從他們年輕時的愛情故事，到師丈的奮鬥歷程，再到面對疾病的衝擊，在在彰顯著他們倆面對逆境時的堅毅與勇敢，同時也提醒了我們珍惜每一個瞬間，珍愛身邊的人，並永不放棄希望。

碧霞校長和義謙師丈的故事激勵了後進：無論生命浪濤如何拍打，愛和堅持就是我們前進的力量。

感謝他們分享這個珍貴的生命歷程，讓我們走進這本回憶錄，一同見證無私的愛，一同學習在逆境中堅持，一同感受生命的美好。

衷心祝福碧霞校長和義謙師丈身心安康 自在喜樂！

梅約醫療集團暨德煌生醫科技執行長　廖健仲醫師

推薦序三

找到屬於自己的奇蹟

當我回顧小學五、六年級的時光，總是充滿了無數美好的回憶，而當中最深刻的回憶之一，便是碧霞老師。

她是那位在我人生中留下深刻印記、用她的智慧和關愛、塑造了我的成長歷程的老師。

畢業多年後，我回到新竹當地開立診所，秉持我的願景及核心價值專注在慢性病及疼痛治療等領域，服務鄉親。

這次相遇源於師丈的疾病，一場生命的考驗，也是一段勇氣和愛的旅程。

當老師決定將這段經歷轉化爲一本書時，我有幸參與其中，提供我的專業醫學知識，同時也見證了這段生命奮鬥的過程。

如同老師第一本書中寫下的：「沒有紀錄，事情就等於沒有發生」。

這本書記錄了一段關於堅韌和堅持的旅程，也告訴我們，生命中的每一刻都值得被記錄。

書中融入了一些醫學知識，以及對生命的深刻體悟；

當我翻閱這本書，看著那些文字，我的內心激動而感慨；我們生活中充滿了未知，充滿了挑戰，有時候我們會在這些挑戰面前感到膽怯，甚至無法抉擇；但當我閱讀這本書時，我可以體會：無論生活如何嚴峻，挑戰多麼困難，也有希望，也有力量。

同時，我們也見證了家人之間的愛和支持的力量。我的老師和師丈一起面對挑戰，一起努力，一起經歷每一個高低起伏，這種團結和愛情是無價的。

這也提醒著我們，家人間的情感連結可以讓我們變得更強大，更勇敢。

生命是一場充滿挑戰和試煉的旅程，但也是一場充滿驚喜和奇蹟的旅程。

這本書告訴我們，希望總是存在的，只要我們願意相信，願意努力。

最後，我想對碧霞老師和師丈表達崇高的敬意；他們的勇氣在在觸動了我的心靈，啟發了我的靈魂，提醒了我生命何等可貴；讓我在醫師執業的過程中，隨時提醒我行醫的初心，並重視每個病患的「心」。

請觀看我的老師和師丈的堅毅奮戰旅程，並從中汲取力量；願我們都能在生命中找到屬於自己的奇蹟。

新竹億安診所院長　林家億醫師

推薦序四

珍貴的禮物

二〇二一年因緣際會經朋友Ivan介紹認識了陳大哥及碧霞校長，讓我能藉由運動科學的專長來幫助陳大哥復健。

感謝老天爺的安排，讓我遇到兩位堅強的賢伉儷，他們也是我創業中的貴人，我每周兩次從頭份開車去新竹服務，他們執著認眞的精神，讓我也充滿正能量的回到家庭和公司。

人們過去對於健康的理解，通常只在醫療領域；也就是說，醫療系統是人們病痛後最常求助的對象，病患希望透過此系統能快速恢復正常的樣子，恢復日常的生活。

因此當大量失能老人出現時，大家自然的循醫療思維去思考問題。後來，長期照護機制出現了，以爲這樣能讓已經失能的老人得到最好的照顧，但我覺得這是亡羊補牢的思維和做法。

我覺得，健康維護，不只在身體出現問題時的醫療，更在平時的保養防護，因爲隨著年歲增長，我們身體功能自然會老化、退化，其中，肌肉骨質和神經系統的退化，與生活品質和自理能力最爲相關。

肌肉流失使得代謝降低、力量減弱；骨質流失讓身體結構脆弱易碎；而神經系統功能退化，會讓人逐漸失去對肌肉力量的掌控，進而導致日常生活行動力的減退，迎接而來就是各種慢性疾病和身體機能的衰退。

如今運動科學抗老化的成效已普遍清晰，我們可以運用此觀念在醫療復健與保養上。

當初接下陳大哥的復健託付時，內心有點膽怯與躊躇，過去，我服務的對象是運動員以及醫院診所的一般民眾，這些人大多是因爲運動傷害而求助，而陳大哥腦幹長腦瘤造成神經損傷的問題，依我的判斷是非常棘手的個案。

不過，我從運動科學的認知和實踐中發現，肌肉、骨質及神經系統都會對壓力起反應，也就是，透過有計畫、漸進負荷式壓力刺激可提升肌肉質量、骨質密度及神經系統等效率。

因此我爲陳大哥設計了一套復健運動，那就是筋膜放鬆、日常功能控制訓練、肌力訓練等三項運動訓練來協助他對抗命運。

在這兩年的復健過程中，讓我充滿了挑戰也碰到很多關卡，但在陳大哥不怕苦、不怕痛的生存意志支撐及碧霞校長的支持鼓勵下，大哥的身體經由筋膜放鬆不再十分僵硬了，同時在自己做曲蹲、工具負重訓練等項目下，他的身體肌力明顯增加並強壯許多了，但是目前仍有單邊肌力尚未恢復而呈現失衡，這也是我未來思考改善的重點方向。

對於有失能老人或病人的家庭來說，醫療照護的開支與心力負擔是很沉重的，但碧霞校長不放棄的精神及勇氣在我服務的兩年裡都看在眼裡，陳大哥的身體狀況越來越有起色，這多半來自於碧霞校長的堅持及陳大哥的認真。

如今碧霞校長將照顧陳大哥的復健故事寫成書籍分享，我覺得是給患者及家屬一份珍貴的禮物，我相信透過故事，能夠讓他們獲得滿滿的力量，不放棄地繼續對抗病魔。

人體微修廠負責人　鍾志朋物理治療師

推薦序五

感恩相伴的生命之旅

我跟林碧霞老師的緣分源起於新竹縣寶山鄉的雙溪國小。

那年我小學四年級，是個來自南投神木村的窮小孩，有幸得到老師的國語文指導，代表學校參加校外演講比賽，沒想到一舉成名，竟然抱個全縣第二名的獎牌回來！

在那個民國六十五年、全校只有十二個班級

的鄉下小學，瞬間在鄉里間造成轟動，揚名萬里！

小學畢業前，我一直受到老師的指導出賽，幾乎每次都告捷，這些經歷，不僅改變了我的生活，也開啟了與兄姊截然不同的求學之路，使我成爲今日的自己。

因此，林碧霞老師對我來說，不僅僅是一位老師，更是我人生中的貴人，是那位改變了我命運的特別人物！

在那個以書信傳情的年代，每到教師節和新年，我總會寫卡片給老師，表達問候之情。然而，隨著時間推移，生活變得越來越繁忙，忙於學業、工作、結婚、生子等種種事務，漸漸失去了和老師的聯繫。

直到二〇一五年，透過社交媒體重新聯絡上老師，我們再次建立了聯結。在二〇一五年的九月十五日，距離小學畢業已幾十個寒暑，我終於有機會親自向睽違近四十年的老師表達感謝之情。當天短短兩三個小時的相聚，我們不由得互相訴說別後這幾十年來的際遇和人生轉折，好長、也好短！

老師的聲音依然溫柔，就像我記憶中的那樣有著獨特的氣質；讓我回想起小學時，老師準備帶我參加校外比賽的那個午後。

當時，老師先帶我到她家休息，讓我恢復體力，以應付下午的比賽。也許是因爲比賽前緊張、也許是因爲第一次來到老師家，小小的我在躺椅上閉著眼睛，心情眞的有些緊張。然後，我聽到老師用柔和的聲音鼓勵我放鬆，好好休息。

那一刻，老師的溫情和關懷深深地刻入了我的心底。值得一提的是，那天我第一次見到了師丈，他匆匆回家吃午飯，然後再出門上班。

隔年二〇一六年大年初二，我回新竹娘家吃完團圓飯之後，下午便帶著先生和兩個孩子去向老師與師丈拜年，我們不僅是爲了拜年，更是爲了表達對老師當年無私教導的感恩之情，因爲老師的支持才讓我們擁有今天幸福的生活。

同是客家子弟的師丈和先生一見如故，他們聊著家事、國事、天下事，彷彿是多年不見的知己。

師丈也關心著我們兩個孩子的學業和生活，分享了他珍貴的人生經歷，這些話語讓我們受益匪淺。

從那一天起，每年初二回娘家之後，我們都會前去探望老師與師丈。每次聆聽老師和師丈分享人生經驗，都讓我們更加明白生活的真諦。尤其是兩個寶貝兒子，他們每年很幸運可以得到師丈親手題款的紅包，這紅包背後充滿了對我們的關愛和祝福。

我先生與師丈之間的默契也讓我感到溫暖，他曾特別送給師丈一張珍貴的台灣古地圖，這份禮物象徵著他們之間的深厚情誼和感激之情。

每一年的這一天不僅是拜年，更是一個充滿愛與感動的時刻，讓我們體會到人與人之間的情誼是多麼珍貴，生活中的感恩之情是多麼深刻。

生命中的緣分，總是充滿奇妙的安排。其實老師並未在課堂上教過我，她真正教過的是我二姊，而後來老爸跟老師同校服務，老哥也有機緣跟老師認識。

經過數十個年頭，我再次與老師相聚，發現她對我家人的愛和關懷一如往昔，尤其對我的丈夫和孩子，充滿無盡的關心和疼愛。

然而二〇一九年，我在臉書上看到了老師的發文：她說她的巨人倒下來了，因爲型男師丈開始身體不適，到了二〇二〇年一月，被診斷出腦部長了腫瘤。接下來，師丈經歷了重大手術、化療和復健，這些過程折磨著他的身心。

而在這段時間裡，我看到了一個完全不同的老師，那位溫柔纖弱、需要師丈呵護的老師，面對著生命的嚴峻考驗，她展現出了非凡的堅韌和智慧。

我目睹老師如何細心照料著師丈，在照顧師丈的過程中，老師展現了各種令人驚嘆的創意和智慧，令我深感敬佩，我唯有透過不同的方式來爲老師加油打氣，並衷心祝福師丈早日康復。

然而，就在去年的二〇二二年十二月十六日，我的生命瞬間發生了巨大的變化，宛如一場突如其來的風暴！

我丈夫，一位在公職機關任職的高階官員，當時正在高雄出差開會，突然發生急性腦溢血，生死關頭，情況危急。

當我接到他祕書的電話時，我終於體會到了老師所說的巨人倒下來的感受！

幸運的是，多年來的修行練功及打坐的基礎，我自己心神馬上安定下來，匆忙整理好電腦，趕坐高鐵前往高雄榮總，陪伴先生進行緊急的開顱手術以及接下來的各種嚴峻考驗。尤其是在加護病房的三十天裡，病情時好時壞，腦顱高壓幾度飆升至30（正常10-15 mmHg），危及生命！

面對先生的生死關頭，我每天探視時在他耳邊播放著〈和平祝禱歌〉，希望透過他熟悉的音樂，爲先生祈禱、加油打氣，並在先生耳邊輕唱，同時跟他說心要跟著音樂走，讓他的心安定，一方也安定我自己的心，讓我能一直保持著正向的力量，同時用這股正能量來鼓勵當時還昏迷不醒的先生。

後來他奇蹟般的甦醒保住了性命，雖然右半身目前還沒有力氣，可能會留下終身殘疾；

但至今，我們仍在積極進行復健，面對這不可預測的挑戰，我不知道最終結果會如何，但是我相信一切都是最好的安排，我們每天進步一點點……一點點，就是值得感恩的！

在這段旅程中，在我先生出事這段期間，我感受到了無數人的關愛和援手，但最鼓舞我的莫過於老師和師丈的堅韌奮鬥歷程。

經歷這一切後，我對老師在照顧師丈時所經歷的辛勞有了更深的體悟。看到老師在照顧師丈期間所展現的創造力和行動力，深深啟發了我作爲學生的內在潛力，指引著我依循老師的楷模前進，我們也可以像老師和師丈一樣，堅定地迎接挑戰！

我深信，這兩位客家男人一定能發揮客家本色「硬頸」的精神，堅毅的找到最佳的復原之道，過著充實與高品質的生活！

最後，我深感榮幸並衷心感謝老師邀請我爲她的新作寫序。

老師是一位傑出的教育家，她的學生遍佈天下，但我相信，老師也渴望這本書能激勵所有面對逆境的人，鼓舞他們像我們一樣，堅毅、勇敢、溫柔地陪伴著另一半度過一生！

再次感謝老師，如果沒有老師，就不會有今天的我。
讓我們共同承諾好好照顧先生和自己，一起加油喔！

現任外商軟體公司 台灣分公司通路業務總監 邱宇

自序

幸與不幸

現在，每天起床後，先生要做一百下抬臀運動再下床；

然後在我或外傭的協助下，繞客廳五圈，再走一段門前巷路，然後坐在輪椅上就著圓桌看報紙或《今周刊》，他會邊看邊畫線，生怕遺漏了重要的字句與訊息。

最近，鄰居或朋友看到他，都訝異或讚許的

說：

「氣色眞好哇！」

「走路走得很穩喔！」

「你照顧得很好啊！」

先生從二〇一九年九月發病、走路歪斜暈昏，二〇二〇年一月發現腦部腫瘤後，歷經：化療醫治的辛苦煎熬，腦、肌力的衰退，到目前居家復健、身心體力的進步等，近四年的生命轉折歷程，對他、對我與家人在在都是嚴厲的考驗，別人一句：

「他怎麼撐過來的？」

「你怎麼做到的？」

聽起來雖有一點點安慰感，但是要說起、回想起這近四年的陪伴與照顧，其實是費神、費心的滿點酸苦，豈是三言兩語一時能訴說言盡？

就像今天先生跟我講了幾次：「我想去那個躺椅休息。」

我說：「你剛才已經休息一個小時了，現在不要喔，我們來動動手喔！」

先生生氣的說：「我說什麼，你都不同意。」

其實我沒有都不同意，以前他說累了，我就會給他休息；沒想到他一休息，就是兩三個小時！

後來我警覺到：讓先生幾個小時沒動腦、沒動手、沒動腳的，我便是在助長他腦部退化、加速他失智啊！

現在，我了解先生的疲累現象，原來是身體的血氧不足，更要陪他動腦、動手、多喝水、多做深呼吸，尤甚於放他靜靜的躺或坐。

我跟先生說：

「陪你恢復健康，我會盡心。」

沒想到，他竟快速地回答說：

「我也會盡力！」

是啊，人生七十餘載，每當命運轉折來襲，我們不都是手牽手的盡心和盡力嗎？

回想先生第一次到我家，穿著紅色的毛衣，配著外八的走路姿勢，姐姐竊竊的對我說：

「他很像七脫人。」

這個七脫人的評論，我想是姊姊觀看電影、電視裡人物劇照的投射，影劇裡刻板的青少年流氣打扮，常以紅色來表述其所作所爲的怪誕與粗野，所以初次見面，先生的穿著與舉手投足樣態，看慣規矩的姐姐很自然地貼了以上的標籤。

我第一次到婆家，遇見小叔，他小聲的問我：

「我哥哥像流氓，你是老師，怎麼會願意嫁給他？」

流氓說，是因爲先生是他們家最不愛讀書的孩子，喜歡往外跑，喜歡和家巷裡的大哥混。

不愛讀書，沒讀過多少書的哥哥，有什麼前途可言？

的確，我們兩手空空，一個二十歲，才剛教書，一個二十三歲還在當兵，就結婚了，媽媽說：

「不需聘金，總要有喜餅請親友吃吧！」

還好先生工專的老大哥同學借給我們訂婚的喜餅錢；四個月後，我領了第一次的薪水才還他。

先生在兩個高中職當老師，前後加起來只有一年，職業學校偏重高中部，認定高職生不會升學，正可使喚來做全校的勞動工作。所以先生班的孩子負責打掃的區域很廣，學生掃不勝掃，尤其菸蒂特多，學生抱怨連連。

他跟這些大孩子說：

「沒有人丟垃圾，就不用撿垃圾；如果有人隨地丟垃圾、菸蒂，你們可叫他原地罰站。」

到底是因爲高職孩子的個子高、彪，還是罰站方法有效，垃圾眞的因此減少下來了。

學校實施教室前花圃綠美化比賽，很多班級花錢買草花來種，而他們班花圃的小石頭很多，他教大孩子從自家摘地瓜苗來種就好，並且約定，不想上課的人，就去撿一桶小石頭，不想撿了，就進教室上課。

很快的，花圃沒有石頭了，地瓜葉長得強壯又茂盛，學期末，其他班的草花枯死了，只有先生班級不僅開心的採收地瓜葉、地瓜去市場販賣，也帶著地瓜到客雅溪的小山丘上辦野餐。

先生教高三電學，班上有一位學生學科成績很不理想，甚至連九九乘法都不會記背。

先生跟他約定：月考時如果他能寫出九九乘法，就讓他過關。

那位學生因此有了課堂上具體努力的學習目標，期末考，先生真的出了一張九九乘法的試卷給那個大孩子考。

就這樣，那個大孩子過關了，後來也順利畢業了！

而先生自己讀高工時，就沒能幸運地遇到有同理心的老師和學校。

高二時，他的英文成績不及格，需要補考，補考如果沒過就要留級。

他怕留級，獨力撫養五個小孩的媽媽會生氣、難過，他不想再聽媽媽著急的念：

「義謙啊！你是沒有爸爸的人，不讀書，你要怎麼辦？」

所以他直率的去拜託英文老師高抬貴手，讓他補考能過關，不要被留級，但是英文老師竟跟學校說先生恐嚇她！

最後直接被學校退學，連留級也免了！

十七歲，命運帶他提早走入職場，後因同工不同酬的刺激而醒悟，半工半讀的完成高職學歷，甚至一舉考上台北工專。

先生來到高職教書時，每天騎著高工同學借他的老爺腳踏車，從新竹市騎到新竹縣的新豐，口袋裡僅放著一百塊以應急。

家裡太需要錢了，下課後，他兼了幾樣差：賣電器、賣清潔劑、推銷保險……等，賣他可能拿到的無本物品。晚上，又去夜校、補習班兼課。

高職教學鬆散的步調，及過長的寒暑假和急於改善家裡經濟等因素，先生辭職到台北電梯公司上班，開始借住朋友家，過著一個星期工作七天，一個月才回家的日子。

我抱怨他丟下我這個閩南媳婦和客家婆婆相處的煎熬，而他外地工作的辛苦和寂寞，又何嘗是我這個單純的教書人所能想像？

夫妻兩人相隔兩地的生活模式，終究不能持久，先生又回到家鄉的東亞日光燈上班，負責特別燈泡的研發和製造。

四年後，工專同學邀他合夥創業作電阻，正當生產順利時，同學卻意外車禍往生了！

先生接著響應「客廳卽工廠」的家庭工廠政策，在家裡做起可放在手錶裡的迷你燈泡。

當時迷你燈泡外銷訂單多，家庭工廠人手不夠時，我學校下班後，也加入趕工行列，學習起用顯微鏡黏扣鎢絲的操作。

聽機器戚戚掐掐不間斷的聲音，是我們那時生活的日常，卻爲先生賺進了第一桶金。

有了資金的挹注，他又轉進新興的電腦行業了！同時期，先生的另一工專同學生產電腦顯示器行銷國外，一開始就開了多條的生產線，市場行銷膨脹得太快後，資金一時週轉不靈，就商請先生替他背書，幫助他向銀行貸款，以協助在中國生產。

誰知道，顯示器生產成功的慶功宴上，這位同學竟然腦溢血突然過世了，先生因此爲他背上了四千多萬元的債務。

每個月需償還銀行三十萬元利息的壓力，他只好又重回業務員的角色，重出江湖，出外兼打臨工。這次，遠赴中國！

前後一年多的時間，他從最北的哈爾濱開始，到最南的海南島結束，除五個邊疆省分沒去外，他去了中國三十省，選擇這些省會的大學街推銷電腦和電腦連接器。

這一年多南征北討的行銷，居然把×安電腦的庫存都賣光了！

白天走在各省的大學街，晚上住在大學宿舍，除簡單梳洗外，先生提著大行李箱，頂著捲長的頭髮，灰黃不白的襯衫露在褲腰外，一身流氣模樣，他誑別人身上有帶槍，在地人不疑，紛紛信以爲眞了！

兼差打臨工所賺的錢，當然無法解決銀行高額利息與住家可能要被抵押的壓力，先生必須再次伸長身體的五感觸角，到處去尋找東山再起的契機。

啊！皇天不負苦心人，在與友朋聊天請益中，他聽到了一個未被實現、未做成產品的構想，就再度燃起鬥志，四處積極尋找能做出這項新產品的相關人才。

為尋找這樣的人才，為實現他的構想，他花時間守候再守候：在相約的停車場、在人才上班的工廠、在等人才下班的車上；在白天、在夜晚、甚至通霄到天亮。

他一人中心式的串聯各外部兼差的軟硬體人才，終於開發出具有競爭力的新產品，公司也逐漸招募到更多優質人才。

公司規模擴增了，兩年內先生把債務還清了，銀行經理一再好奇的問：

「你是做了什麼新行業，賺錢這麼快？」

接著，先生從電腦業走入印刷電路板、太陽能、半導體等相關檢測設備業，當產品受到市場肯定時，沒想到迎來大公司以專利申請、限制與維護來欺壓。

他們企圖消滅有競爭威脅的小公司，不惜花錢請來赫赫有名的大律師來圍剿，他們懂得以各種名目指控，而先生自認產品乃自己研發，有爭議的僅是其中一個小零件，所以不在意、不專注、不積極的打這件官司。

六年後，二審的年輕法官直接判先生公司侵權，須賠對方整台設備的損失，共計一億元……。

事後，先生嘲諷自己說：

「早知道要白白送錢給人家用，不如買部賓利、勞斯萊斯來開，比較實在！」

不曾向我訴說心中「痛和難」的先生，幾天後，平常都清晨四點左右就起床的人，竟賴床了！

七點、八點、九點，我屢叫他不應，屢催他不起，雙眼緊閉的憔悴模樣，讓我又急又疼。

我用湯匙撬他的嘴，餵下一點水，再按摩、揉搓、拉他的手腳，我無助的眼淚拌和著安慰話語，但他的臉依然僵硬，沒表情！

近午時刻，我忍不住了，決定強力的半背、半拖他起床，背背拖拖的，終於把他帶到樓下了……。

只消沉了一天，第二天，先生再次振作起來，接受兒子、夥伴的建議，大刀縮減公司規模以力抗大公司企圖消滅的危機，然後重新整隊出發了。

這個一生爲理想、爲家庭盡心盡力付出的人，是不是因長年燒腦過度、心力交瘁，就在二〇一九年身體出現了疲倦、暈昏，走路歪斜、終日打嗝的症狀。

而後近四個月的摸索就醫、服藥等折騰，最後才僥倖發現是腦幹上長了淋巴癌。

先生的生命早已悄悄地面臨嚴酷的威脅，腦神經細胞因腦水浸泡擠壓而陸續損傷死亡，身體自主的平衡行動和短期記憶都相繼喪失了！

我看過不少親友，生命遭逢厄運的時刻，不免紛紛陷入怨天尤人或自暴自棄的深淵，而準備在過年後就開刀的先生，竟在新春期間，開朗的一個一個打電話，邀請所有認識的朋友來家裡茶敍、拍照和告別，他一臉歡愉，好像在開生日趴一樣。

我們，一個七十六歲，一個七十三歲，大家口中的老翁老婦，當倒下或離世隨時都會來敲門時，是要以「詛咒的自我放棄」或是以「祝福的再奮起」來度過殘餘人生呢？

沒錯，照顧先生猶似扛著沉重的大包袱，無法放下的我，選擇與它合而爲一的生活。

我用文字紀錄先生的奮戰姿態和我照護他的點滴心歷路程；

是回顧、是對照、是安慰

是激勵，是分享！

期許它讓我自己的：

肩更能挑

背更能挺

腰更有力

腳更能走！

目錄

頭暈 打嗝來襲

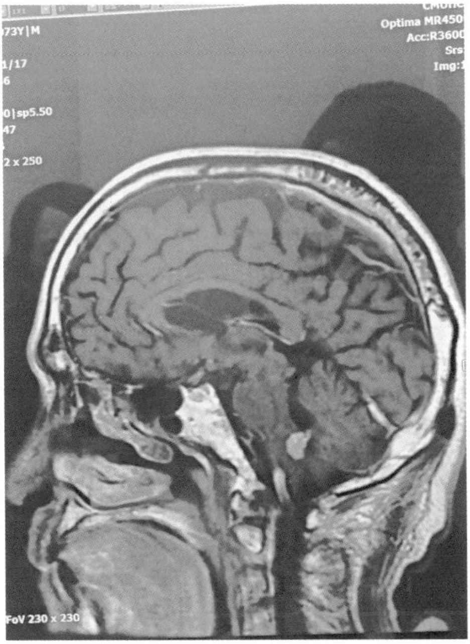

二〇一九年九月起，先生出現了頭暈現象。

我知道一般人休息一兩天，或是找醫師看診、吃藥，就能藥到病除的恢復正常；

而先生的頭暈卻沒有這般幸運；清醒時也暈，休息、睡覺時照樣暈，而且次數越來越頻繁，幾乎來到夜以繼日了！

回想我在師專時，曾經歷過整個寢室天旋地轉的暈眩，勉強從上鋪下來就一陣嘔吐，吐到後來滿嘴苦澀，嘔吐物黏濕中帶著綠色。

不過，我果然如醫生判斷的是急性感冒引發的暈眩，打針、吃藥與休息，很快就好了。

我有耳鳴現象，也不知何時上身，等我深刻感受左右耳朵輪流交替、嗚嗚唧唧鳴叫時，耳鼻喉科醫師斷言它已存在我身上一段時間了；他說：

「你是耳朵半規管不平衡，可能來自天生體質，也有可能因工作、生活壓力太大，睡眠不足等造成。」

耳朵的問題造成我容易暈車、暈船，因此如果必要出門，目標地點在三、四公里以內，我就走路；遠距離，需要坐車時才不得已的吃暈車藥讓自己昏睡。

這樣的身體條件，當然無法享受乘坐雲霄飛車、觀賞三D電影等起伏旋轉、極度刺激的樂趣。

而我在長期斷斷續續的看醫生和吃藥不見改善後，只好選擇與耳鳴和平共處至今。

所以當先生訴說他頭暈不舒服時，我直覺的以爲他的耳朵有問題，或是感冒了，就陪他去看朋友推薦的耳鼻喉科名醫。

這位有名的耳鼻喉科醫師推測是耳石掉落，他要先生側身將耳朵左趴、右趴地進行所謂的矯正，然後他只開了一種藥，一天一次只需要吃一顆。

回家後，先生吃了那顆藥，竟然昏睡了一整天，整片舌頭呈綠色，樣如綠巨人般的恐怖。

先生走路越來越不穩了，在自家門前或十八尖山走路時，總是把我擠向左邊，我需要用力的把他向右推，才不會撞上別人家的圍籬或掉入路旁的水溝。

我們又去找了一位大醫院的首席耳鼻喉科醫師，他看過先生走路後，開了藥，說：

「也可以不吃藥，只要運動就好。」

先生眞的不吃藥，選擇走路、找朋友練氣功。

十月底，我們來到日本青森縣弘前城賞楓時，打嗝的症狀第一次出現了，間間斷斷打了一整晚。

撐過了那一夜，第二天我們去找當地的西藥房，年輕友善有著大大笑容的藥劑師，認爲是腸胃問題，但是他的店剛好沒有他開的腸胃藥，所以他拿著自己開的處方箋，陪我們走了約一百公尺的路，到他認識的藥房拿藥。

服藥後，打嗝止住了，我們又繼續未完成的自由行。

沒想到，青森自由行的打嗝是個先發的警訊，回國後，打嗝從間斷，演變到日日夜夜，幾乎是分分秒秒。

我自己偶爾打嗝時，橫膈膜小幅跳動，嘴裡只發出短促「呃」的聲音。

而先生的打嗝聲，可是不鳴則已，一鳴則驚人、嚇人、擾人，而且站著、坐著，躺下時身體更會隨打嗝而大幅、甚至巨幅的抖動起伏，猶如一條被迫上岸的大魚。

白天聽他打嗝的聲音，因有心理準備，不會被嚇到而害怕，但靜夜時分就會被驚醒，焦慮惶恐的不知如何是好。

我上網查看止嗝方法，發現建議的方法看起來輕鬆可行，像先生打嗝時，突然間大聲嚇他，或是連續給先生大口喝水等，我都試了，可是沒效。

眼看先生還是一樣不舒服，連忙帶他換看腸胃科，也請教醫師是否需要照腸胃鏡。

這一次的腸胃藥沒有幫先生止住打嗝，而且打嗝的狀況越來越激烈，我們眞的束手無策了！

從二〇一九年九月撐到了二〇二〇年一月初，茫茫不知如何是好時，我想起了很久沒聯絡的醫師家長，他是位很資深的耳鼻喉科醫師，我想也去請教他，也許他能幫我們看出端倪。

一月十一日總統大選日當天，我因有選務工作要執行，就將我昨晚寫好的病況說明信交給兒子，請他帶爸爸去請教。

彭醫師果然專業又資深，一看完我敘述的症狀和現場看先生走路的情形後，馬上直言說：

「這不是耳朵的問題，是腦部的問題，趕快去照核磁共振看清楚！」

下午，我們回到大醫院的耳鼻喉科，掛了首席醫師的病號；他聽完敘述後說：

「是這樣喔，那就來安排照核磁共振，不過，要等到明年四月才排得到喔！」

啊！既然是大腦可能出問題，現在才一月初，我們怎能憨呆坐等四個月？

這放著不積極處理的四個月，大腦可能的變化，是我和先生可以預測和承擔的嗎？

這位醫師怎如此一派輕鬆？

救腦如救火，兒子透過朋友幫忙，隔天就來到隔壁縣的教學附屬醫院以自費健檢的方式進行核磁共振照攝。

照攝出來的片子，清楚的看到：先生的腦幹上有顆腫瘤；年輕醫師說：

「看起來不像壞腫瘤，但是長的位子不好，開刀是個大考驗！」

眞的，這個腦幹位子，是大腦神經匯聚、通過，並且傳輸訊息到全身的主要幹道，而且緊鄰的小腦思管身體控制、認知、注意力等功能，如果開刀手術不愼，醫師說可能會失去生命或淪爲植物人。

誰能、誰敢開這個刀呢？

兒子請教了幾位腦部領域佼佼有名的醫師，有的直接建議放棄高風險的手術，順其病情發展，有的建議做放療……。

那天，我幫先生更換衣服，驟然發現先生的小腿、屁股十分乾扁，不禁悲從中來：

「那曾是QQ、有彈性的肌肉，何時不見了？而身邊人的我竟然疏忽，沒有及早發現！」

當先生頭暈、打嗝、暴瘦等症狀來襲時，我僅被動的聽從耳鼻喉科醫師給的建議與處理；

當請教他們為何日夜打嗝，打嗝是不是有什麼徵兆意義時，他們卻說不出個所以然；

近五個月，我和先生都處在隔行如隔山的無知、焦慮中擺盪！

一般人偶而也會有頭暈、打嗝的現象，爲什麼先生的頭暈、打嗝竟會是大腦出問題呢？

先生不懂，我不懂，連我們看過的耳鼻喉鼻科、腸胃科醫師也無解；

先生每年都有參加公司所辦的健檢，只是，從來沒想過、也沒做過頭部的檢查呀！

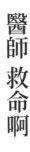

醫師 救命啊

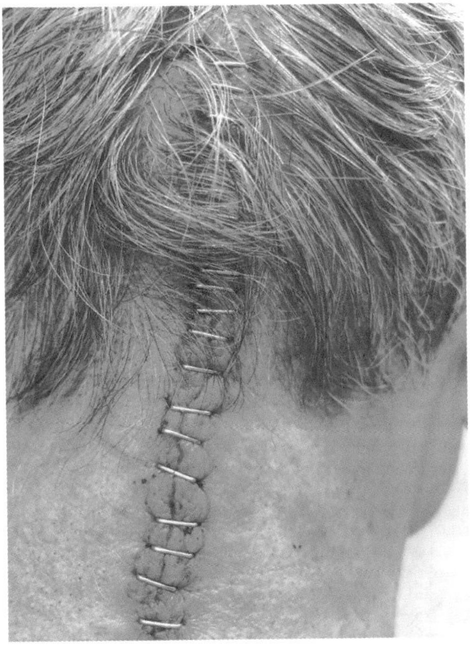

沒錯，先生的腦部有腫瘤，而且長在腦幹外體上！

接下來，誰能、誰敢在這危險腦區開刀呢？

我們全家和親朋好友就分頭四處去「找」人打聽了！

兒子一下子去台中慈濟醫院，下午又殺到宜蘭博愛醫院。

學生醫師家億、家長

醫師廖醫師及我自己在網路搜尋的結果，幾乎一致推薦台北榮總醫院的腦部外科團隊。

其中許主任醫師，一年開顱手術至少兩百多台，又值壯年，擁有體力、心智、經驗最佳的狀態，他是我們最終寄望的救命醫師。

但，怎樣才能掛到超級名氣許醫師的門診呢？

眼看已經是舊曆年底二十九日、小年夜了，我的學生醫師曾是北榮總醫院神經內科醫師，他以轉診方式幫我們掛到許醫師的門診——六十六號。

在奔往榮總的路上，學生醫師來電通知我：許醫師今天休診喔！

「不會吧！我們已經掛到號了，明天才是除夕，他今天還會看診吧！」

帶著姑且一試的心情，我們決定親身去碰碰運氣、去祈求幸運救命之神降臨！

幾天前，一位校長朋友推薦我們不妨考慮做加馬刀放療，所以那天我們也掛了放射科一號門診。

看起來親切、帶著微笑的放射科主任醫師說：

「沒錯，做加馬刀的放療會將腫瘤縮小，但是無法根治喔！要根治，就要採用手術開刀；但是，陳先生腦瘤長的位置太敏感，如果腦外科的許醫師願意開刀當然很好；不過，還是要請他斟酌，不要太勉強完全切除，剩餘的小部分可由我們放射科來接手。」

心底有個譜後，接著我們轉身去對面的腦外科。

剛好遇見護理師走出診間，她說：

「許醫師原本請假休診，不知怎的臨時取消休假恢復看診，你們運氣眞好！」

掛六十六號的我們，以爲要等到華燈初上時才會輪到，沒想到，來到第二位，護理師就叫我們進去了。

怎這樣幸運啊！是不是今天是小年夜，對很多人來說，準備過年比看病更重要，六十多人取消就診，對我們來說毋寧是老天眷顧與憐憫啊！

「許醫師，我先生腦幹長腫瘤，能開刀嗎？」

看起來冷靜、嚴肅的許醫師，看著我們帶來的磁照光碟片，我以爲他會像其他醫師說一些官場而無助的話，沒想到，他竟說：

「沒問題，這我開過，我來安排！

過完年初六開工，二月三日住院，二月四日進手術房開刀！」

啊！這天外來的喜訊，先生的病情竟能獲得亞洲腦外科名醫許醫師親自救治，眞的是老天保佑，祖先庇護啊！

當然，我沒有複誦放射科醫師的建議，我相信許醫師自有他的專業判斷。

二〇二〇年二月四日開完刀後，許醫師招我進手術等待室，告訴我：

「還好有及時開刀，陳先生腦幹上的腫瘤是惡性的，它已比剛照攝發現時大多了！」

聽起來眞是不寒而慄啊！如果我聽從地方醫師建議與安排，今年四月先生才去照核磁共振的話，那這顆腫瘤不啻已大到不可收拾，先生的身心早已備受摧殘而不堪了！

我的學生醫師家億後來跟我分析：

「腫瘤造成起了師丈的腦部病變：

一則，它阻塞造成積累的腦脊髓液無法排放，這條頭部的排水道因此形成了水腦，它擠壓腦幹附近，甚至緊鄰的小腦等正常組織，影響了師丈身體平衡的功能！

二則，因腫瘤惡細胞的侵蝕，破壞了原有好細胞傳導與運作等功能，造成師丈走路無法平衡、反應變得遲鈍等……。」

換句話說，我們得跟腦部的病變賽跑，贏過它，才能為先生撿回些許功能與人生。

開腦手術後十四天，二十個釘在後腦杓的鋼釘，一一拆除下來，立刻呈現出一條血紅直痕，這是先生第一關遭遇生與死考驗後的印記，令我和家人心疼與心驚！

然後，許醫師告訴我們：

「腦幹上的腫瘤我已盡力割除，後續由血液科王醫師接棒進行化療以追蹤和清除癌細胞。加油！」

那天下午，我初次見到了年輕的王醫師，他約略說了先生病情；後續的病情分析與治療計畫，則安排在第二天的家屬說明會，他希望家裡重要成員都能參加。

我想，明天的會談，涉及做決定，身為妻子與已有年紀的我，是否能理性、清晰的認知與了解呢？

第二天早上十點，我和兩個兒子在病情討論室聽王醫師解說：

「根據化驗報告，陳先生得了B細胞淋巴癌，屬惡性腫瘤，這種腫瘤身體各部位都可能發生，而長在腦幹上，全台約有二十人，伯伯是其中的一位。

爲避免轉移到身體其他部位，接下來的療程分爲三階段，第一階段以四種藥物消除癌細胞，前後至少需要六個療程，第二階段口服化療藥，回診形成無癌細胞狀態，第三階段定期回診追蹤，繼續保持無癌細胞正常狀況……。」

我邊聽邊哭，不捨先生要開始漫長的治療。

聽朋友說化療極不舒服，嘔心、嘔吐、食慾不振、掉髮等，有人無法適應選擇放棄。如我的一位好朋友，化療時產生排斥，他改服民間中藥希望能對抗，結果反覆發作；有人卽使勉強忍受了，聽說身心也被徹底折騰了一番。

先生發病後，瘦了十公斤，雙頰雙眼更凹陷，骨盆和大小腿肉不知何時去了何方？如今皮包骨的身體能承受日復一日的化學藥物與療程嗎？我不知道，也無法預測。

不過到目前爲止，還能出乎某些醫師預測的活著，就是件值得感謝、感恩、感動的大事！想想，如果沒有親友貴人相助，先生如何能走到這地步？

我忍不住要仰天敬拜：

我從事教育工作四十二年半，學生衆多，家長在醫學界也不乏其人，當先生發生此生命攸關的大事時，都能在我需要的關鍵時刻適時伸手指引。

我和先生都喜結善緣，老朋友、新朋友經常連繫，如今只要電話一通，他們馬上飛奔來支援腦力、體力、人力的瑣碎事。

先生也堅強！他說：

「也許我在人世間的功課未了，所以務必接受嚴苛磨難以深刻反省和修練。」

正向積極、信任分享、盡心盡力是先生舉手投足、一路走來的樣貌，過去如此，今後，即使踉踉蹌蹌，我相信他也會努力挺拔、堅強的走下去！

我可以嗎

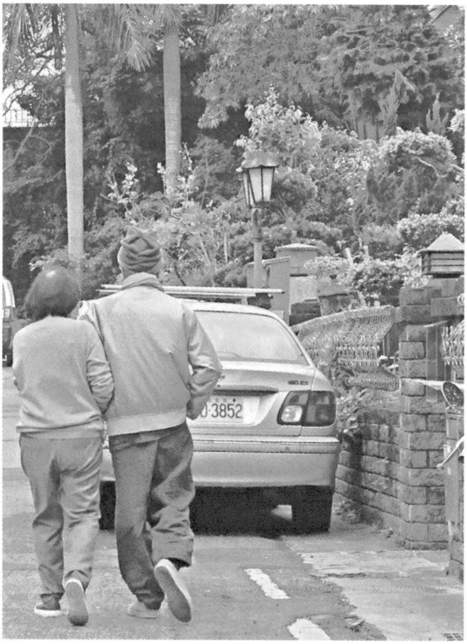

先生腦部手術，在加護病房觀察三天後，轉到普通病房的第一天，醫師特別叮嚀：

「小心照顧，千萬不能下床活動。」

的確要小心照顧！

先生的手術，許醫師是從後腦杓開頭顱，聽說他把小腦推高後，再前進將長在腦幹上的腫瘤割除。

手術後，先生的後腦杓釘了二十個像釘書機釘出來的鋼釘，閃閃發亮的像條大大的、發光的毛毛蟲；

同時也在尿道、腹部膀胱處開了二道傷口，用兩個管袋引流血水，這些排放的血水，必須記錄與清倒。

年輕的護理師問我：

「今晚照顧最辛苦，誰來顧阿公？」

「我！」

年輕的護理師迅速地看了我一眼，我讀到了她眼神裡的懷疑：

「阿嬤，妳可以嗎？」

我想起了社區蔡老師照顧她先生的故事。

她先生得了自律神經的疾病，我自己也發生過，我的情況是：

想睡，睡不著，到後來看到床就恐慌。

而她先生的症狀是：

各個器官都好好的，沒有異狀，但是嘴巴會像大魚般不斷吐出口水，口水之多，用衛生紙整盒整盒來擦都不夠，都來不急。

除此外，吞嚥極度困難，喝水就嗆到上氣不接下氣的，還感染了幾次肺炎。

由於用嘴巴吃東西太危險了，醫生就從她先生的腸道開了口，裝了廔管以餵食。

清理口水泡沫、避免嗆到、保持廔管乾淨與清理，是她與另兩位看護的日常工作。

她說她原有憂鬱、恐慌等病症，但卻在照顧先生的日子裡忘了自己，現在更理解病痛。

她說：

「我沒有時間生病，例如當先生不斷吐口水時，我幾乎二十四小時沒睡覺的在觀察，希望能找到清理口水的方法。

後來想到牙醫、耳鼻喉科診所用的吸痰器，就買來應用，終於讓我較能輕鬆的面對……」

她又說：「當病況發生時，醫師或護士只會告訴你一般照護的通則，而病人的樣態百百種，居家照護又是日與夜，其中的勞苦眉角絕不是偶而爲之者所能理解與處理，就連主治醫師或護士也是。所以我自己長年花時間觀察、紀錄、思考，才有後來不再手忙心亂，較能日常面對先生病況的十年。」

蔡老師照顧先生的故事浮上腦海，我想，同爲教育工作者，她年紀比我大些，她可以，我應該也可以面對與學習。

就這樣，從昨天下午兩點，到今天上午十點，總共十九小時，起身倒血水二十五次，我撐過去了！

沒想到，半夜裡，先生在床上便便了！我一個人不知如何爲他脫換衣服、更換床單，急得哭出聲時，隔壁床的年輕外籍看護立刻過來俐落地幫我處裡；並且說：

「阿姨，你要不要找人來幫忙？」

「哪裡可以找人來幫忙？」

「我有朋友喔，我幫你介紹。」

第二天，她介紹的看護來了！

這位看護雖然左手有殘障，但是她立刻熟練的照顧起先生來了！

她教我到樓下藥局買換洗、清潔或床上護墊等用品，我也因此開始學習病房的基本照護。

十四天後，先生的化療開始了！

第一天，醫生說：

「爲了使注射進身體的化療藥品，後續能順利代謝出去，需要連續二天打入3000至5000cc的食鹽水。」

當大量的食鹽水進入先生的身體後，肚子、大小腿明顯的鼓脹起來，漸漸的他不舒服、不能適應的躁動起來了。

他頻頻要我、叫看護幫他排尿，但是不知怎地，尿排出少，甚至有時排不出，先生難過的表情全皺在臉上了。

打入3000至5000cc的食鹽水，就得排出相當等值的尿水，護理師一看先生的排尿量不理想，馬上又打了利尿劑。

這下子，幾乎每半小時就起床排尿一次，他很累，我們也好累，勉強撐過了白天，而在睏倦想睡時的半夜尤其難過啊！

化療第一劑，原是三十分鐘就可以打完的藥劑，但是先生第一次打，產生排斥，有三十七度多微發燒、呼吸、心跳也急速等現象。

王醫師獲知後，馬上交代護理師改爲慢慢打。結果，這第一劑，打了一天，直到第二天清晨才完成。

啊！我必須承認：照顧先生，我一個人是不行的，還好有臨時看護來幫忙，我和她可以輪流照顧、輪替的休息；

但是隨著COVID-19疫情日益嚴峻，醫院開始嚴格管控隨床陪病的人員和人數後，護理長要我決定誰留在醫院照顧先生。

自己照顧或是全權交給看護照顧，我開始陷入天人交戰的猶疑中：

自己顧，我的體力已不如從前，我的看護知能才剛開始學習；交給看護顧，她的右手萎縮，能安全又有力的扶助先生嗎？萬一不能，她為降低風險，也許會減少先生下床走動的機會，先生在這樣靜態或靜止中，身心後果會是如何呢？

真的，我會擔心害怕，不能不多想：

「放，在家裡的我怎樣能有效掌握先生醫療進程，又能和看護協同合作呢？

不放，我的積極作為又是什麼呢？

有沒有兩者都可兼顧的方式啊？」

看護來去

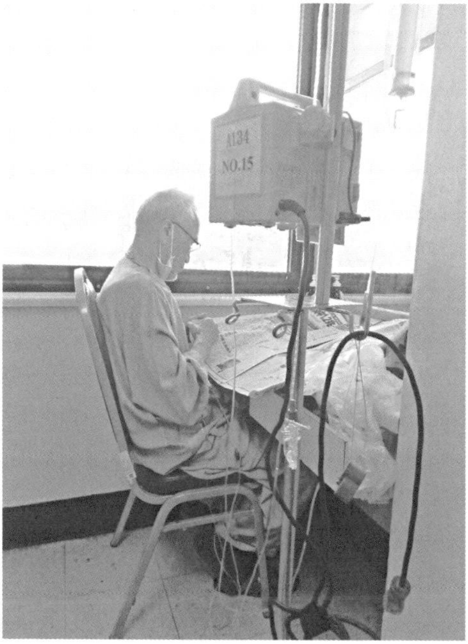

先生要準備化療了，王醫師、護理師先後對我說：

「阿姨，看顧病人是很累、需要體力的事，你這麼瘦小、不夠強壯，長期下來，你一定吃不消的！

何況，你累倒了，對你、對家人都沒有幫助，你最好請專業看護來照顧陳先生。」

我回想我們所相處過的病床室友，眞的幾乎是由看護在照顧，家人只在定點的時間來。

我更看到主治醫師除了固定門診，還要利用八、九點門診前或看診結束後來查房，中間也要去爲病人開刀動手術。

而護理師也不輕鬆，一個人至少要負責十個病床的護理，還要二十四小時三班輪值，而先生是病人，更要全天候接受或忍受治療的起伏與煎熬。

沒錯，病房裡的照護生活乃日日夜夜，我不僅七十多歲了，體力隨歲月下降，照護專業還是個門外漢，幾日的臨時抱佛腳，我就能上手、勝任嗎？

但是全權交給看護，看護就會是專業、負責嗎？

在我自己照顧的這些日子裡，我親眼看到了隔床看護照顧的眞實狀況：

隔床是位嚴重車禍的年輕人，腦部、右腳因撞傷開刀而層層包裹，因爲痛吧，他的腳會不自主地扭動，他的右手會去抓傷口，所以，護理師把他的右手套上護手套，右腳綁起固定在床角。

白天他媽媽在場時，他的看護就勤快的打理，有求必應，但是晚上他媽媽離開後，這位看護就變了個樣，馬上躺在躺椅上滑手機，幾次病人的被單掉下床，沒有蓋被了，她都沒看見。

我雞婆的提醒她，她竟說蓋上了也沒用，等一下還是會掉下來的，甚至直接拉起隔簾，要我眼不見爲淨。

所以，我會擔心遇上這樣的人，我對全部交給看護照顧的擔憂全寫在臉上，全說在嘴上了，最後，王醫師慈悲的准許我在先生做化療的白天時間，得進病房和看護一起照顧。

其實日前，我才第一次接觸看護領域，以前即使看過，也沒有覺知到這個角色會進入我們的生活。所以在毫無概念且亟需下，經隔床看護介紹而聘用了她的同鄉。

數日後，我才知道我所聘用的看護疑似非法，我也才知道看護有合法與非法之分。

聘僱他們的費用都是以日計價，合法的看護領有證照和居留身分，費用高；非法的看護則無，可能疑似脫跑移工，所以費用較低吧！

隨著疫情越來越嚴重，醫院要求合法看護的態度越堅定了，輿論開始大篇幅的討論、報導非法移工躲藏醫院所產生的社會問題等，讓我也惶恐不安，就請媳婦趕緊透過仲介，幫忙推薦合法的看護來，以求心安免於被罰。

不久，來了位以日計價、四十歲左右、越南籍的正式看護，只見她一身抗疫行頭：雙層口罩、透明大眼鏡，拉著兩個旅行箱進來了。

她熟練的將衣物放入置物櫃，接著去護理站領來兩床床單，快速平整鋪好她的看護躺椅，坐下後，就揮揮手要我離開。

我以爲先生今後將會有專業專人守護，就安心地去入住附近的旅店。

第二天八點半，我來到醫院，只見這位看護還在睡覺，我問先生昨晚睡得如何？他說：

「半夜咳嗽想喝水，請看護拿水給我喝，她沒應，再叫幾次，她竟回說，她想睡覺。」

隔壁床的先生也加進來說了昨晚的聽聞，並且說：

「這位看護很大牌喔！」

不久她醒來了，看看我，也沒有不好意思，逕自進入盥洗室打理自己了。

啊，才第一天，這位看護就好似吃定我們似的端出架勢，她是不是以爲我是菜鳥家屬，不懂好壞都要照單全收嗎？

我隱約敏覺到將來可能的不好情況，就立刻連絡媳婦另外找人來。

中午，我辭退了這位好似來醫院度假的看護，她的仲介悻悻然地說：

「她的服務口碑都不錯啊，怎麼你會不喜歡？」

我慶幸白天仍能到病房來，一發現問題就馬上應變，否則光花錢給看護來醫院度假，無異助長其僥倖輕忽心態。

接著，來了另外一家仲介介紹，也是越南籍的看護。

這位看護年紀較大，五十來歲，一進病房，馬上出示她的證照，然後動手收起病床邊的躺椅。瞬間，擁擠的病床就現出了較寬敞的走道。我問爲什麼？

「我是來照顧病人，不是來睡覺的。」

聽她說這樣的話，再看看她強壯高䠷的身材，笑容眞誠展露，我馬上認定她是我們可以付託的人選。後來也知道她是台灣媳婦，領有台灣的身分證，來台灣已經十幾年了。

她說她的睡眠很淺；眞的，只要先生半夜裡有動靜和需求，她幾乎能立即回應並處理。

例如，半夜裡先生想吃泡麵，她就起身泡給他吃，或三餐中間先生無聊，想吃點東西來排度日子，她就到樓下美食街買不同的餐點來滿足先生的胃口。

我們和這位看護合作了一年左右的時間；最感謝的是，先生化療療程進入尾聲，必須進入無菌室輸打自體的幹細胞，因爲先生無法獨立照顧自己，所以我們家屬需要有一位一起進入無菌室照顧。

我表示想陪同進入，但是醫師覺得很不適合，因爲十五天內，全天必須如醫護人員一樣的穿著密不通風的防護衣，不能隨意進出病房，三餐、盥洗都限制在一定的隔離場域，還要協助護理師清理病床等。

最後只好又拜託這位看護臨危受命的代替我們家屬進入無菌室照顧先生。

先生進入無菌室後，因爲最後一次打了最強的化療藥劑，他身上的白血球降到了個位數，全身軟趴無力，幾乎都臥床不起。

我每天早晚各一次站在無菌室外，隔窗看著先生，用病房電話或手機關心他身體狀況，感覺他雙腳的肌力急速弱化了，因爲總是看到看護抱著先生上下床。

窗外，我心疼先生的累弱，另方面感謝、感恩家遠在越南的看護，願意忍受無菌室幾近隔離的種種限制和不便。

終於結束了六次化療療程和打完幹細胞，先生進入第二階段治療，可以在家口服化療藥與休息，然後再間隔二十八天回門診，所以我們開始申請外傭在家協助。

但在外傭到來之前，我們依然要花費高額的請看護來家裡幫忙應急。

相處最久的看護走了，其他的看護，越南的、印尼的來來去去，素質真的參差不齊。

有的很愛睡覺，幾乎每個晚上我醒著她睡著，叫她起來爲先生換尿布時，她竟說：

「常換尿布會得尿布疹，每四、五個小時換一次就夠了。」

問她在哪裡這麼做？

她說：

「安養院都這樣做。」

近中午左右，請她依與仲介談定的條件準備中餐，她竟回說她不餓。

談起他們的飲食習慣，除了印尼籍的看護不吃豬肉外，有的還吃全素，或不上床睡覺，整晚打坐的樣子讓我擔憂也害怕。

有的喜歡做炸物、偏辣食，餐餐盡是她家鄉口味的料理。

想起生長在越南海邊，愛吃魚、賣魚的前任看護，在她看護的日子，我們就天天要吃魚。

當然，我了解這些看護離鄉背井來工作，不免會把想念家鄉的舉措帶入我們的家庭，所以耐心與磨合是雙方都要學習因應的基本，但是如果把看護工作，當成是換個地方度假、輕鬆賺錢的行爲，那可眞讓我開了眼界。

這位新人，一身大小姐出遊打扮，白淨腳上穿著好看的涼鞋外，還戴著閃亮亮的金飾……。

看她這身打扮，我猜很快就做不下去了。

果然，第二天一早，她說不做了，她說：

「我以爲只是來坐在床邊，照顧躺在床上不會動的老人而已，沒想到還要做家事。」

原來她常駐醫院，大部分守在床邊，或擦澡、或翻身、或倒尿水等，其他時間都用來滑手機，追家鄉的電視節目。

居家看護，對這位不想出力、不想移位勞動的嬌嬌女來說，太辛苦了。

最後，我只好商請已退休的侄兒來做過度時期的協助，才暫時解決了家庭看護來來去去的問題。

想來可笑，以前，我幾乎沒有意識到社區有看護與外傭的存在，當先生可以長時間在家休養後，我才猛然發覺左右鄰居已有不少的看護與外傭，其中以印尼籍最多，越南次之，菲律賓再次之。

申請外傭時，鄰居建議我請印尼籍，因爲較單純、較便宜，越南籍雖然較幹練，但是較有己見，較會計較。

我認爲：這樣的評價只是來自市井聊天的口耳相傳，不具客觀與絕對吧！

後來我注意到，有位越南籍的外傭，幾乎每天早晚推著八十八歲的雇主繞社區，社區的巷道不盡平坦好走，上坡時她都使力的推，汗流涔涔的日復一日。

而隔壁鄰居跟我抱怨她的印尼籍外傭，一進門就要求加薪，挑工作外，還整天吃個不停……。

聽多了，看多了，我眞的擔心我們未來的外傭，會是怎樣的一種德行呢？

因疫情嚴峻，我們申請了一年多的外傭，最後沒得挑，還是以抽籤的方式爭取到了。

她，三十四歲，已有孫子了，第一次出國工作，語言幾乎不通，我們得透過比手畫腳的肢體語言來溝通。

雖然她已是媽媽、已是祖母，但是印尼家鄉的生活習慣與我們有非常明顯的落差，仲介叮嚀我要像老師、母親般耐心教導和示範。

這話她說得容易，我做起來可難；

我得盯著她，否則如：抹布擦過就放著沒洗，整顆菜順水沖沖就算乾淨了，並用一鍋的水來煮熟；浴室、爐灶用過後像做了小水災；半夜阿公需要協助，要大聲叫才會起來等。

我看不慣、沒耐心等，就乾脆自己做了算了。

社區有位教授，最近也從安養院接回他爸爸在家照顧，他很有心得的分享：

「要小心，別被情緒勒索，要學會責任轉移。」

意思是，該是「誰」要做的事，絕不替「誰」完成，自己要懂得喘息、放鬆。

但前提是，那個「誰」還沒學會，能力還沒長成、又涉及安全問題時，我實在無法放任的隨他去。

所以，料理三餐時，我站在旁邊看、示範，或媳婦帶著做，夜晚照顧先生時，我同房陪著看顧……。

所謂「別被情緒勒索、學會責任轉移」，就讓時間來水到渠成吧！

不要動

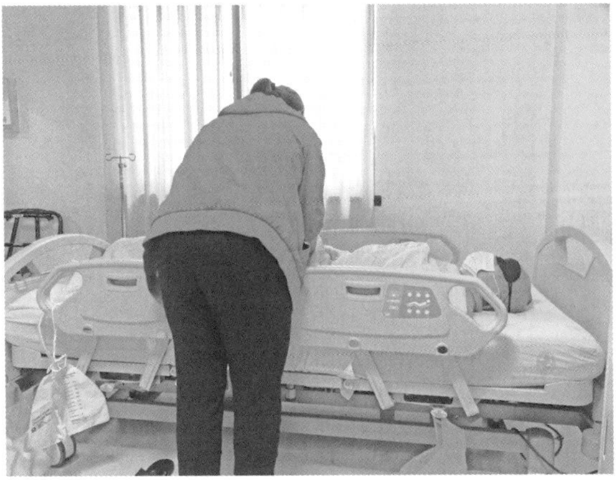

先生在第一階段治療做了六次化療，每次化療要施打四種藥物，每劑藥物打入身體的時間有預估的時程，如第一劑三十分鐘，第二劑兩個小時，第三劑三十分鐘，第四劑六個小時等，這套療程順利的話分別在四天內完成。

但對第一次做化療的人來說，差別就很大了，例如，只要三十分鐘的第一劑化療藥，對第一次接受施打的先生來說卻是個地震級的考驗。

當藥劑點滴進入身體沒多久，先生頭部就莫名的灼熱起來，胸膛跟著微微起伏，呼吸也漸漸大口的喘息，握著他的手，也感覺到脈搏在急速跳動等現象。

我馬上跟護理師反映後，主治醫師判斷是身體的自主防護排斥，覺得不宜躁進，馬上交代護理師調慢點滴速度，讓藥劑少量緩和的進入身體以降低風險。

結果，這第一劑打了一天，先生沒能下床走動，我和看護在半醒半睡中守到清晨。

每次做化療前，護理師都會先來抽血送去檢驗，再讓醫師根據結果了解白血球、紅血球、血小板等數量後，再評估做化療的可行性，換句話說，並不是一進醫院，病人想做就可以做的。

準備施打化療藥的前兩天，要先注入七瓶左右的食鹽水，這些液體點滴陸續進入身體，是希望形成一個充足的藥物載體，以讓後續四到五天的療程順利依序進行和代謝。

第一次觀看、參與這樣的情境，有種無力的緊張感，因爲當看到先生被要求盡可能躺在床上，大量、長時間的打著點滴，我腦海中不由得浮起曾經有過的吹灌氣球、或爲腳踏車輪胎打氣的經驗。

只是，氣球吹脹了，輪胎打飽了等現象，讓人有開心的成就感，相對的，此刻看到先生的雙腳、肚子、臉部逐漸腫脹繃起，變成木頭人模樣，我的心裡竟是難過與無奈！

啊，我們的身體畢竟不是皮鼓，被大量的水不自然的灌入，一定非常不舒服啊！

打一般的化療藥，都由護理師一人負責，他們把藥劑注入點滴或掛上點滴架後，就離開、也開始計時。

前三劑約能在兩、三個小時內各別完成，病人就可休息；但是打第四劑的龍骨水時，不僅時間長達至少六小時，而且一定要由醫師來操作。

主治醫師告訴我：所謂打龍骨水，就是把化療藥劑打入脊椎，讓它進入腦室消除癌細胞；因爲先生的淋巴癌病灶在第四腦室，所以打龍骨水是必然的療程。

第一次打龍骨水，下午兩點，負責的住院醫師指導先生側躺在床邊，身體要彎曲如龍蝦，然後在脊椎上仔細的摸找正確的位置。找到後，藥水一滴滴的打入脊椎一間隙，接著交代我們要讓先生保持靜止不動一小時，一小時後又開始計時，要平躺六小時。

醫師交代：整個軀體不能翻、彎；至於彎、翻的詳細定義與目的，我們不清楚，也不知道要問明白。

首次的六小時，兩萬一千六百秒的靜止考驗要開始了！

生病了的先生，身體平常仍然會自然舒展，現在要求他頭部不能墊枕頭，軀體靜止，手腳不能彎曲擺動，一小時都不容易了，何況是六小時！

謝謝有同理心的王醫師，特別准許我進入病房，陪伴先生度過這項身心煎熬的療程。

我用i pad讓先生聽You Tube裡的輕柔音樂，幫助他放鬆心情，幫助他進入睡眠。

只過了一個小時，先生就醒來了，他問我：

「現在幾點了？」

「還要躺多久呢？」

是啊，我跟先生一樣，希望這六小時能像閃電快速閃過，能像南柯一夢睡過，但是，手機上的時間還是一分一秒的走著啊！

我需要展現出「陪伴的十八般武藝」，和先生度過這綁架般限制行動的六小時。

我找出鄭弘儀訪問石虎媽媽的故事、接著看民視新聞、讀自然農法守護神的故事、健康論，這樣捱過了三個小時。

突然，我發現先生的腳彎弓了起來，趕快和看護壓住他，並順勢一起按摩他的雙腳。

他問：

「為什麼腳不能彎？」

「時間很難挨啊，我身體僵硬得快受不了！」

我們一邊安慰，又繼續按摩他的雙肩、雙手，希望淡化腳為什麼不能彎的疑惑。

我順勢請他說說曾經最愛的時光是什麼？

他說就是從遇到我開始！

我問他怎麼說呢？

他說：

「我是窮小子，要給你幸福，除了教書外，一定要多兼幾份工作……」

眞的，他兼了五份工作，盡可能把時間用盡，休息對他來說是件奢侈的事。

是的，白手起家充滿著酸甜苦辣，但是，日後他會在我遠行歸來的車站和學校送花，浪漫的送我金龜車開去學校，他也愛聽我說經營學校的種種夢想……。

我們一起回憶最愛的時光，就在聽聽、問問、說說、睡睡交替中，五個小時過去了，還有一個小時的療程怎麼過呢？

我放了愛樂電台邱姊姊講的音樂故事，想藉她柔軟稚嫩的聲音來催眠。可是沒有成功，先生疲倦的雙眼還是沒有閉上。

再來使出另個法寶，就請大兒子、小兒子全家輪流跟爸爸視訊，先生一聽到孫子們童稚的聲音、看到他們可愛的笑容，心情馬上輕鬆起來。

到了最後的十分鐘，我請先生和他八十四歲的大姊視訊。

大姊稱讚、安慰著弟弟說：

「你姊夫曾做過這樣的治療，但他會亂動，所以雙腳被綁在床角，你好棒，能克制、忍耐，沒被綁起來。」

哈哈，還是姊姊的客家話與笑容有魔力，先生忘了最難捱的十分鐘，終於，終於撐過了兩萬一千六百秒，捱過了動彈不得的六小時了！

先生可以動動肢體、下床吃晚餐；而我在暗夜十點，起身離開醫院，前往旅店投宿。

第二天，我請教主治醫師：

「爲什麼要平躺？

爲什麼手腳不能彎曲？」

他說：

「脊椎到第四腦室的通道很窄很窄，藥劑液體需要在平坦、不晃動的情況下才能滴滴進入。換句話說，有起伏、有變化的身體與動作都會影響藥劑的流向，不僅降低療效，甚至徒勞無功。」

先生了解這個原由後，接下來五次的六小時，就比較能理性的自我排解煎熬。

然而我還是會畏縮、害怕想起；因爲每想起一次，心就要糾結一次、疲倦好幾天。

打龍骨水的醫師素養有別！

有位住院醫師帶了兩位實習醫師來，加上來做前置作業的護理師，原本就狹小的兩人房空間，頓時人滿爲患般的壅塞起來。

不久，住院醫師在先生的中段脊椎一邊觸摸，一邊示範似的說明，當他想在一落點扎針時，不知怎的猶疑起來了。

接著，他好似在手機上搜尋，再在脊背上比劃遊走，又不停的跟旁邊的兩位實習醫師說話，原本應該在三十分鐘內完成的施打時間流走了，先生的脊背還在弓曲著，而住院醫師還沒有完成他要做的事。

我看不下去了，請來護理長關切，他抱歉的要我理解和包容；理解和包容什麼？這位住院醫師則毫無表示。

這次，下午一點半該打三十分鐘龍骨水，彎曲靜躺三十分鐘，再平躺六小時的療程，原本計畫在晚上八點半就結束，竟拖到了十點左右，先生才能吃著已經涼冷的晚餐，而十一點左右，我才拖著一身疲憊回旅店。

在路上我心自言自語：

「護理長，不是我不能理解和包容，只是希望這位醫師也能同理病人和家屬的煎熬、痛苦與不捨啊！」

還有一位住院醫師讓我印象深刻！

他個子瘦小，話語不多，平時總是隨側在主治醫師旁，當他來進行施打龍骨水療程時，我投以不安、不信任的眼光。

因有前次的不愉快經驗，後來的幾次我不再觀看，也被告知不宜觀看，沒想到這位高中孩子模樣的醫師卻說我可以留下。

沒有護理師、沒有實習醫師，他一人準備鋪陳消毒施打情境，再協助先生側身、曲弓後，以九個小瓶子接續裝著從脊椎流出來的滴滴脊髓液；然後，小醫師將一大管黃色藥液、二小管藥劑從這個小孔打進去了。

小醫師問先生：

「會痛嗎？會不舒服嗎？」

然後他溫柔的交代：

「要平躺六小時，晚上七點五分才可翻身、起床活動喔！」

兩萬一千六百秒的平躺考驗這次安順、理解的再度開始了！

像早就設定喚醒的時鐘一般，先生睡了一個小時，就醒來了：

還是同樣的問題：

「現在幾點了？可以翻身嗎？可以起來了嗎？」

我說還有五小時，讓我們來說說一些生活事；

啊！還好，我們都有年紀了，我們經歷了許多事，美好的、困難的、少不更事的，說也說不完；

啊！還好，七十年歲月光景裡的人事物，我們因這六小時，有機會一起再回顧、有時間一起再品嚐個中的酸甜苦辣滋味，如今說來都有意思、甜蜜啊；

還好，愛樂電台的音樂好聽，隨時隨地都可打開來聽；

還好，聯播網的訪問內容精采，就是在病房裡也能知曉國內外大事；

還好，先生的同學這個時候打電話來，互相比健康、互相消遣一番也愉快；

還好，孫子們電話裡唱歌唱歌、扮鬼臉，阿公長、阿公短的，親情溫暖無限；

還好，大姑打電話來聊苦瓜、聊絲瓜，說她也曾如何陪老公進出醫院；

還好……

還好……

幼齒住院醫師來看了先生三趟，相對於前幾位醫師，打完就頭也不回的走了，這位醫師雖靦靦，可是親切極了！

我和先生感恩的對望：

「還好，最後一次由這位小巨人醫師來打，他抽脊髓的針溫柔不痛，眞好！」

病房日常

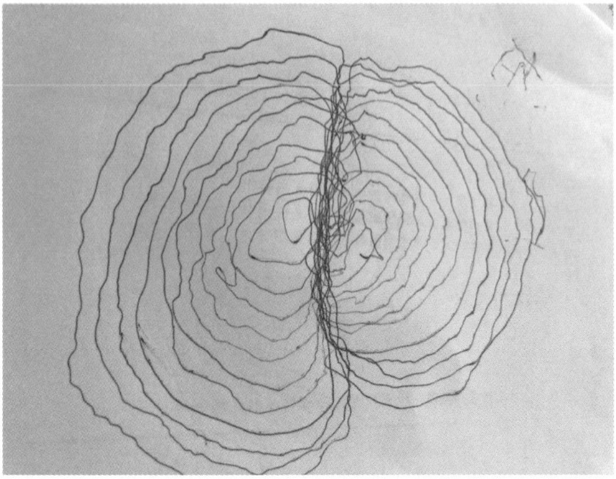

在醫院病房中，除了陪先生看報紙、讀報紙外，我儘可能利用先生精神還好，化療空檔的時候，鉅細靡遺的說著家中生活事、社會重要事。

和先生說話，思考如何說話，搜尋說話內容等的單純動機，只是避免先生覺得日子空洞無聊而放縱昏睡，我自己在陪伴中也能藉此動動腦，有事可做。

其實，我不是個愛東拉西扯、喜歡閒話家常的人。

小時候，不知怎地怕見陌生人，總是躲在阿母身後，是不是跟我曾被人收養的經驗有關？

就學階段，也是被要求有耳無嘴。那個年代，「愛說話」是個負面評語，也對「會說話的人」暗地貼上巧言令色、油腔滑調的標籤。

我從事教育工作四十二年半，說話是我把教科書上的冷硬教材，轉化爲孩子能理解、思考與應用的必要工具。

我自己養成的課堂上話術，是有組織與脈絡的思緒鋪陳與引導；所有的精力我幾乎花在教學上、學校上，除此外，開口說話就覺得累、不必要。

久而久之，在腦海中自我說話多於人際間、甚或與家人的閒聊。

退休後，動腦、說話的頻率與型態大大減少了，直覺日子又可以簡單、靜美且輕鬆。

但是病房裡的生活，太安靜無波眞不是件好事！

我發現以前點子多、好動、愛說話、會說話的先生精神萎靡許多了。我驚覺病房的空間、環境正以安靜的力量改造著先生，而腦部創傷引起後續失智的隱憂也悄然現蹤。

我頓然醒覺必須拋棄自我安逸的獨好，要再次理性的動腦思考如何和先生珍惜相處的侷限時光，同時也要感性的運用種種方式來促進彼此互動。

我想，從傳遞親情友愛、社會樣態最自然、最容易上手了，不僅能陪伴先生做化療，也能避免他與社會脫節、親友疏遠。

自此，我恨不得自己化身爲長舌婦，可以話語滔滔、話題不絕。我開始後悔學生時代沒有好好的學說話的藝術，現在才身處困境：此時想用嘴來當筆、用嘴來當畫布，實在是騎驢找馬，且戰且走的捉襟見肘啊！

朋友印象中的我，曾參加過多次的演講比賽，他們認爲說話必是我的長項，所以，聊天是難不倒我的。

哈哈，如果我用那種正經八百、鏗鏘起伏、自我主張的教育論述來和先生說話，他一定認爲我把他當學生看待，那就無聊透頂，更要昏昏欲睡了！

受歡迎，討人喜歡的說話，應是那種：多元雜陳、亦莊亦諧，再配上說相聲般的雜耍逗趣式聊天；或是如川劇裡的變臉表演，有說變就變的新奇；或是像進入麥當勞得來速點餐，點什麼立馬有什麼快樂餐提供。

啊！我知道不同的心智與肢體表達，需要一段長時間的腦部迴路建構與訓練；如今，我只能從經驗中搜尋、惡補仿效那些口若懸河的友朋或影劇裡的人物，我希望自己立刻順化成另一種性格的人，盡力的扮演著長舌婦！

我忘了，我可以學習的人其實就是眼前的先生啊！

生病前，先生是個愛說話、會說話的人，他不管接觸什麼角色，什麼身分，在任何時空，他都有話題可問、可說、可聊。

有時候，我聽起來是東拉西扯沒意義、沒營養的無聊話，最後他竟能形成主題焦點，我才恍然頓悟：先生用了迂迴話術。

有時候他劈頭向人提問，直接尖銳，讓向來被教導尊崇禮節的我覺得失禮和難堪，我擔心對方會感覺被挑釁而不舒服。

不過，我必須承認，他這類發言與提問，都是在研討性質的適當場合，他不做附和的讚頌，而採直入核心與中肯的發言，讓主講者無法逃避，因此，我和他人才能多聽到眞實的、較深入的原意與主張。

先生的愛說話、會說話性格，陪他在商場上衝鋒陷陣，爲他開啟商機，拓展商場。

他的思路敏捷也獨異，當然會得罪一些人，但也結交了不少朋友，所謂：「日久見人心。」眞心的人，說眞心的話；誰是眞正的朋友，歲月會一一告訴我們！

病房裡的先生安靜許多了，也許他看出我的努力與勉強，最後，他總是握著我的手說：

「靜靜坐著就好！」

有回，他問我：

「在認識的朋友中，誰最懂得過日子？」

我舉了幾個人，並反問他。

沒想到，他卻回說：

「是你啊！」

「爲什麼是我？」

他說：

「你舉的人是不過壞日子，只過『好』日子；

而你是好日子會過，不好的日子要過，也會好好的過……。」

原來「懂得過日子」，先生意指的是這等層次、這等意涵啊！

在病房，我問先生怎麼記或數日子？他說：

「日子不難過，不需計、數，只要你在就好。」

我跟他說，我會以看到觀音山幾回或幾天，作爲醫院陪伴紀錄的標的，如：

七天類的：七天身體備戰準備化療、七天施打化療、七天休息等恢復，七天恢復可回家；

十天類：十天在急診室治療突發感染發高燒、十天在病房打抗生素、十天以上在無菌室隔離打幹細胞。

天氣好時，觀音山的夕照眞美！

自然紅、黃的色彩，及時濃淡暈染的交纏消沉，在山前、在山後，或偏左、或偏右，然後圓圓黃輪才依依不捨的下沉消離。觀音山雖然漸漸模糊的睡入黑幕裡，但它清晰模樣早已刻畫入我心了！

雨過天晴的觀音山，偶而有彩虹來搭訕，或與鄰近的小山巒結伴，或著雲白的天空而來。

我指著眼前的彩虹，向先生說起小時候曾經做過的彩虹夢。過去的夢，都是黑白的，只有這彩虹夢是有色彩的，所以我無法忘懷，我說：

「有一次夢裡，在我回家的路上，一道大而完整的彩虹出現在前方；多彩，迷人的它到底居住在何方？我好奇的拔腿直追以探究竟。

我追過一山又一山，彩虹總在我前頭，似近還遠的覷邀。終於，我追上了彩虹，它正在一處山坳，安恬自在的喝著碧綠湖水。」

夢醒了，我興奮的逢朋友就說：

「我做了一個彩色的夢，以前從來沒有的……。」

我爲什麼會夢見彩虹？跟我當時所看的書有沒有相關？

我又追著彩虹，是不是表徵著我當時心理的狀態？

那是一個想追求理想、渴望美好的我吧！

我問先生：

「有做過彩色的夢嗎？夢境如何呢？」

先生搖搖頭；的確，在病房，清醒、昏睡來回交替，令人有不知今夕是何夕的混沌。

先生清醒時，會問起他才換沒多久的新車現在誰在開？他好想趕快回家自己開；

昏亂不清醒時，他會生氣的一問再問：

「晚上時，你爲什麼要離開我？你去哪裡？爲什麼不能留下來陪我？」

我走在投宿旅店的路上，先生的LINE一通通地打來問：

「你在哪裡？你在做什麼？」

我聽來無助、無奈、更是心酸和心疼！

幹細胞．無菌室

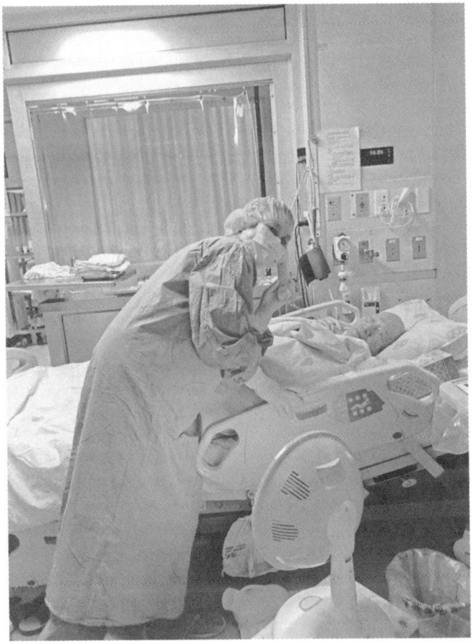

二〇二〇年七月底，六次的療程已近尾聲，早在兩個月前，經醫師評估先生的後續恢復與維持況狀，建議他做幹細胞移植；而經過血液分析後，先生的七十三歲幹細胞還是具有重新造血的功能。

最後三劑、最強的化療藥已發揮藥效了，先生身上的白血球迅速降到最低點，免疫力已無力招架的豎起白旗了。

第二天下午安排好進無菌室保護，並且打回他自己的幹細胞。

回想五月初，先生在血液中心接連躺了三天蒐集自己的幹細胞。

幹細胞是什麼？有什麼功能呢？雖然生活中有聽過這名詞，但那時事不關己，聽聽，就沒有進一步去了解。

在先生腦部手術結束，血液科主治醫師說明接下來的化療計畫時，曾大略簡介打幹細胞已是目前世界公認防癌，尤其是淋巴瘤、骨髓瘤等血液疾病的有效療法，建議如果先生血液採樣分析適合，不妨試試幹細胞療法。

那時，我才認眞的上網查了資料，才稍微明確知道：幹細胞是我們身體骨髓最早製造出來，最原始且還沒特化的細胞；換句話說，它具有發展成不同細胞類型的潛力，和不斷更新修護的特性。

隔床的先生幾個月前也做了幹細胞移植，只是他的幹細胞來自弟弟的捐贈，最近產生排斥、間斷的發燒而再住院。

他羨慕先生有自己的幹細胞可用，就不必擔心排斥不舒服，副作用或功敗垂成等問題。

既然醫學研究報告正向的結論多於負面，我們家人決定隱藏不明的焦慮，「是福是禍的擔憂」就交給醫師和命運吧！

二〇二〇年七月二十三日上午，住院醫師來爲先生做無菌的準備，包括剪指甲，理個大光頭、把身上的體毛全部剃除等。

其實，先生的頭髮早就大片大片脫落了；他自己或我爲他梳理時，看著先生的頭髮由小撮到大面積、隨梳子或手指而下，頭部漸次露出點點光禿時，我心中這才眞正體認到：化療必會面臨掉光頭髮的事實。

我請教主治醫師：

「打幹細胞，一定要進無菌室隔離嗎？」

王醫師說：

「陳先生年紀大，在一般病房隔離做幹細胞移植有風險，能進無菌室保護，有如天上掉下來的禮物。

剛好有人臨時退出，我就極力爲阿伯爭取，這次才能順利遞補，不是想進就進得去的唷。

而進無菌室了，雖然完全隔離、不能探視，但治療可獲得安全的保護喔！」

二〇二〇年七月二十四日下午四點四十五分，先生懷抱著主治醫師的美意，帶著笑容、全身被護理師裹著黃色、消毒過的毛毯向我和兒子們揮手說再見，我笑他像個新生嬰兒要進保溫箱保護了：

「加油，飄撇的人，你一定可以撐過去的！」

隨後，我隔著窗戶看著已進入無菌室病房的先生，忍著無法碰觸肌膚、說安慰話的不便，拿著電話筒跟他說：

「讓我們一起忍耐十五天，我、家人都會在這裡，迎接你出關、健康的歸來！」

我以為只有我每天來無菌室陪、看先生；護理師說幾天前，隔壁床年輕人的女朋友已天天守在窗外。男朋友醒著時，隔窗陪他說話、看電視；男朋友睡著時，她就一個人坐在窗外靜靜的看書。

啊！青春的愛戀竟也能如此靜緩無華！

我也學她上下午兩個時段進來，我讀報紙、報告家事、看先生睡覺，讓看護去盥洗或吃飯，這樣的日子雖然重複、單調卻也單純，讓我能專注的集中焦點，而不覺得寂寞。

先生進無菌室第五天，我知道今天要打回他自己的幹細胞了。十一點左右，我在病房窗外，看見二位男醫師全副隔離防護裝打扮，提著冰箱進入無菌室。

只見他們小心翼翼的拿出血包時，照顧先生病床的護理師，馬上用已經消毒過的布巾包住。

在二位男醫師退到一旁時，護理師已經熟練的將其中一血包掛上點滴架，現場的氣氛顯得嚴謹與慎重，因爲那血包是珍貴的幹細胞，接、送、注射的流程必得綿密防護不能輕忽疏漏。

三包鮮紅的幹細胞，靜靜的流淌、重回先生的身體，要開始寄望它們擔負起重新造血的任務了。主治醫師說：

「這幾天最危險：白血球因已降到個位數，新血球還要些時間才能啟動再生；阿伯將面臨軟弱無力抵抗病毒入侵的風險，不過無菌室的醫護人員、空間和設施，一定會陪他平安度過。」

今天這三包幹細胞，短短二十五分鐘就打完了，不禁回想起五月時三天收幹細胞的情形。

收幹細胞前晚十點後，到早上抽血期間，先生需要禁食，他每天在血液中心躺三個半小時，這個空間有兩張床外，只有抽血儀器和點滴。還好有給先生準備眼罩戴著，否則這三小時多的強光刺激，必然不舒服。

有幾次先生來到不耐的高點：他想翻身，卻不能。

因爲病床窄，身上人工血管的位置、點滴的架限，口渴不能喝水，在現場環境、心理作用等相加相乘下，這不能曲不能伸的三個半小時，眞讓人度日如年啊！

第二天抽血時，隔壁床來了位年輕的帥哥，他熟悉的躺下來，又不時和護理師話家常。原來他是醫院的員工，會定期來捐血，尤其最近血庫血小板嚴重不足，他特來奉獻提供。

年輕人的日常義舉，點綴、烘托著逝去的三天；每天三個半小時收集幹細胞，冗慢的共計有六百三十分鐘，而今天只花二十五分鐘就快速施打完了。

耕耘的辛勞vs.短暫收成的歡悅，有什麼意義和價值呢？是不是要我們再次體會「能吃苦才能吃到補」的道理？

無菌室第九天，先生的白血球上升到一百了，要再次謝謝看護，代我進入無菌室照顧先生。

我每天隔著窗戶，看他抱著全身疲累無力的先生上下床梳洗，心裡則千百遍的感激、感恩我們能遇到這位好看護。

無菌室第十三天，護理師隔窗打電話告訴我：

「阿公今天的白血球來到500了，血紅素：9.7、血小板：1900。」

啊，血球的數量增加了！七十三歲的老幹細胞、骨髓開始造血了，這個消息令我眉開眼笑呢！

無菌室第十五天，護理師又隔窗告訴我：

「阿公今天白血球：7500、血紅素：10.2、血小板：41000。」

我高興的來到無菌室前堂放下看護的換洗衣物等，駐室的阿姨大姊小聲的跟我說：

「你先生星期日就可轉出去了，別讓護理師知道我先告訴你喔！」

啊！太好了，表示先生已度過危險期，可以出無菌室，轉普通病房了。

終於，我從家裡、高鐵、北捷、北榮、旅店等，往返的陪伴日子，將告一個段落了；我明白，先生在無菌室的日子接近尾聲了，眞正復健陪伴的時光卽將開啟！

我想：

「只要先生在那裡，我也能伴隨左右，日子就會是安心、開心；所以，復健的日子讓我們安步當車，牽手作陣走吧！」

第十七天近中午，我和家人在無菌室前堂迎接先生出來，雖然比預定十五天多了二天的時間，我們還是滿心歡欣的謝謝無菌室所有醫護人員的細心照顧，也要跟吃了十六天沒有味道、沒有色澤、但掛安全保證的無菌餐謝謝，說再見了！

晚餐起恢復正常餐，先生又能在我的陪伴下，輕鬆的打開味蕾品嘗各種食物的自然美味，我更盼望他這陣子虛弱的體能也能漸次恢復正常。

二〇二〇年八月，先生結束了第一階段六次化療，獲准從醫院回家休養後，他每天起床，第一個動作就是摸摸新長出來的頭髮說：

「好粗、好長喔！」

第二個動作，摸摸下巴及理短了的鬍子說：

「好粗、刺刺的，很強壯喔！」

回家靜養的先生，身上毛髮生長狀況轉趨蓬勃，他總要問：

「我頭髮又長出來了，好像長得比以前更多、更密、更黑；我這樣子，到底是吃了什麼藥？打了什麼針？」

我反問他為什麼？

經過一個禮拜，他終於能明確說出：

「是因為打了自己幹細胞的緣故。」

我再次回顧主治醫師的話：

「阿伯的幹細胞雖說已經七十三歲了，活化自身的造血功能雖然沒有年輕時快，但在促進、修護自體的健康上還是多少有功效喔！」

也許是幹細胞的作用吧，先生的毛髮快速長回來了，同時我發現先生的體質靜悄悄也改變了！

一次，我在無意中給先生吃了以前會過敏的魚，沒想到一整天他居然沒有起疹子、沒有神智不清。

我好奇的想再確認，故意給先生吃了其他種以前禁忌的魚，像：白帶魚、鱈魚、赤鯮、金線魚等，結果都安全過關，真令我興奮不已啊！

過去先生僅能吃極少數的魚類，像：鯊魚、鮪魚、鮭魚等，如果不小心吃了其他魚，輕微時全身起紅點小疹，抓抓癢就撐過去了，嚴重時，眼睛充斥血絲，開始神智不清、還發出囈語，我得半背半拖的帶他去看醫生……。

現在，我試過幾回後發現平安無事，就放心、開心的去市場買不同種類的魚回來，讓先生因此獲得多樣的營養與美味，我不必再花費口舌的跟魚攤老闆解釋、爭辯這種魚可以吃，那種魚不能吃的苦衷了！

然而新的難關來了，手術前還會走路的先生，隨著住院化療的次數增多，而越趨軟弱了！他從自己會歪斜走路到拿著四腳拐杖走路，到後來臥床不會走路到需要他人幫忙移動了！

尤其，他竟然不知腳是何物，腳在哪裡？

面對這樣的變化，我自責與矛盾的心緒來回漂盪：

「是因爲先生打了七十三歲的老幹細胞，以致不再能走路了嗎？」

我把這樣的疑問請教王醫師，他安慰的說：

「腳的狀況可能是手術前腫瘤造成的後遺症；不過神經會再生，肌力會恢復，只要你們好好的做復健，幹細胞的造血和修護作用會慢慢增加的。

要記住：我幫阿伯治好腫瘤，你要幫阿伯恢復走路喔！」

腳在哪裡

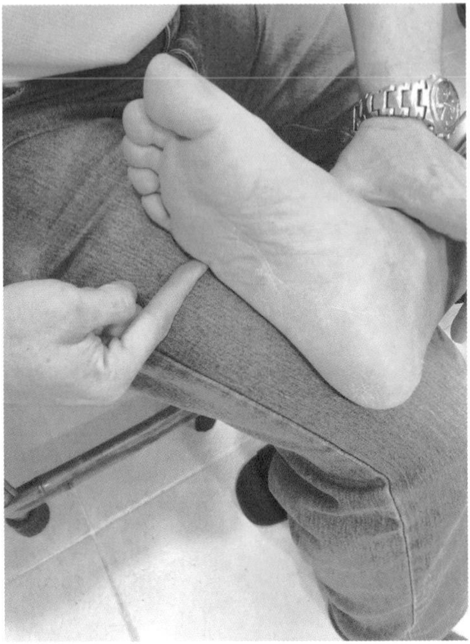

結束第五次化療回家後的那次意外，我的心到現在還是感到內疚、自責和警惕。

那次回家休養，我和看護扶著先生上二樓；才走上第二階，他忽然軟腳無力的蹲下來，小腿撞到木板後出血和瘀青了。

「先生怎麼啦？他不能出血啊！」

因爲這次化療，他的血小板偏低，萬一血流不止……。
那一夜我無法入眠，想著先生在醫院到底發生了什麼事？
「爲什麼他的腳力、體能退步了？」
回想每次化療後，醫生來查房時都會鼓勵先生儘量下床，而護理師卻警告：
「下床小心、避免跌倒！」
我和看護聽從護理師的善意建議，爲迴避風險，就將這句「避免下床」，和「最好不要下床」畫上等號。
隨著化療次數增加，先生下床的風險更高了，臥床自然的多於下床，護理師「下床小心」的警告也不再耳聞了！

如今，這一跌驚醒了我，想起醫師的話是不是話中有話呀：是不是在暗示與傳達先生的身體功能將有變化？

是不是預告先生長時間化療臥床，肌力、肌耐力將有衰退的問題？

是不是提示我要「同步」爲先生做復健？

當時，我沒有多思考醫師的話，卻採納了護理師的風險說，是不是這樣蹉跎時日，以致坐失復健的黃金時機？

想來慚愧啊！我是受過教育的人，竟然不知復健要即時的意義與影響；竟然天眞的、被動的在等醫師給我下正式指令。我的惰性，讓我在醫師與護理師一輕一重的話語中，選擇輕鬆無爲，不積極、逃避式的陪伴。

這一意外，我反省到：即使下床活動有風險，但「失與得」相較的歷程與結果，不去嘗試，怎麼分辨其中的眉角呢？

反省後的第二天，我馬上打了各種可諮詢或能支援的電話，最後，相繼請來了復健師、腳底按摩師，並將他們教導的復健方法錄影下來，我、看護、先生就開始在家、在醫院進行自主式的復健運動。

二〇二一年八月三十日，先生結束了八個月的化療，終於出院回家了！

回家後，先生脖子癱軟、頭抬不起來；身體水腫又僵硬，四肢無力的整天躺在床上。

我想起七月底，先生從無菌室出來，轉至普通病房後的一個狀況：

「軀體沉重、不會自主翻身、雙腿僵直沒有彈性，兩腳常不自主交疊，進而隱約出現淡紫紅印。」

護理師說那是形成褥瘡的先期跡象，她提醒我們要幫先生定時翻身，移動雙腿，或是拿三角枕頭隔開雙腿，避免他長時間雙腿交疊的壓迫肌肉而造成傷口。

護理師的眼睛還不經意的向鄰床示意；我腦海也快速浮出鄰床朋友的病況：這位朋友的小腿有褥瘡，而且嚴重潰爛；護理師清理其傷口的血腥畫面或清理時的哀號，都讓我不忍目睹和聽見。

長時間臥床的後果太可怕了！我決定不讓先生重蹈覆轍，我要想盡辦法，就是勉強，也要把他抱坐上輪椅，離開床。

有一天，看護抱著先生移位，只見他雙腳交疊的如麵條般垂掛，我大聲的問他：

「你的腳爲什麼不打直，跟著站立呢？」

他也大聲的反駁我：

「腳在哪裡？我不知道我的腳在哪裡啊！」先生一臉無辜，聲音更透露著著急和慌亂！

啊！先生的身體到底發生了什麼事？

我想平常人：

不需看到腳，不都知道腳在哪裡嗎？

不需看著腳，不都知道怎麼走路嗎？

當我焦慮的向復健師反應：

「我先生不知道自己有腳，不知道腳的位置；只覺得身上有兩根重重的木條壓著，尤其睡覺時壓得他喘不過氣，翻不了身。」

復建師說：

「這是身體統合知覺失調的典型症狀；換句話說，他的大腦和身體的連線斷了，目前他的大腦無法自主性的察覺、指揮雙腳動作。」

啊！我所認知的身體統合知覺概念，只是粗淺停留在當年進修過的特教學分課程：那是幼童或是特殊發展的孩子才要關注與訓練的課程活動，而先生已是成人，竟還會有身體統合知覺的障礙？

那麼，先生爲什麼會失去感知與對應的能力呢？

是因腦幹長淋巴腫瘤或化療等造成神經萎縮或細胞死亡的後遺症嗎？

不僅如此，先生的雙腳也會不由自主的跳動：

坐著時跳、站著時跳、睡覺時也跳，幾乎隨時隨地都坐立難安；

而跳動的反彈強弱不定，有時撞擊桌腳、床腳，嚇著自己也嚇著旁人。

腳、膝蓋也因此時常瘀青，我心疼外，也愛莫能助啊！

復建師又說：

「雙腳跳動的問題，是大腦不自主的放電。」

只是，大腦爲什麼會不自主的放電呢？

最近我閱讀了一則健康報導；獲知一種動作的障礙和先生的症狀類似，叫作「肌躍症」；這病症造成手足舞蹈或軟腳，原因來自大腦的過度放電。

報導指出：病人如果服用了抗生素，而大多數的抗生素成分，會刺激腦皮質細胞，造成過度放電。

那麼，先生是不是因長期服用抗生素而產生「肌躍症」呢？

復健師則說：「不管是促進身體統合知覺，或是改善雙腳跳動等問題，都要從肌力訓練、強化肌力來改善！」

現在，我接受先生病後已感知不到腳的位置與會隨意跳動等的事實，我必須配合復健師定時訓練先生的肌力，朝讓它強過大腦放電的目標努力！

我期待：透過訓練，活化並刺激已有的神經細胞能再生，讓先生的身體統合知覺能再度連結並有效運作，跳動的雙腳能減緩跳動、甚至靜止下來。

無意中我發現，先生看著自己的腳時就能移動；所以，即刻起，我不再讓看護抱移先生，我鼓勵他用眼睛的視覺來指揮自己的腳站或動。

朋友建議我用移位板移位，我快速的買來後，就開始和看護進行操作了。

有了移位板的協助，先生可以從床上順利的移位到輪椅，這時他更清晰的看見了雙腳，並且試著指揮它們。

我們從站立在桌邊開始，一分鐘、兩分鐘，到後來以六分鐘爲一個目標的練習；一次又一次的，一天下來進行了十一次的六分鐘，約一個鐘頭左右。

對我來說，站一個鐘頭雖累但不難，但是對先生來說，很難、很難，因爲他的雙腳不僅無力，還會不由自主的放電；

腳的不安分擾動，弱化了力氣並潛藏著隨時會跌倒的危險，沒想到先生卻說：

「我好想再站起來、再能順利走路，所以，我要努力練習……。」

接下來，我們開始用助行器來幫助先生做空間移動。為安全與著力，我也買了腰部拉帶，來固定先生腰部，同時幫助我們能同步安全使力。

剛開始，先生腳步搖晃、腰部僵硬、身體彎僂、臉部表情緊繃，走幾步就滿身大汗，一直叫著要休息。但是，我心意堅定的跟先生說：

「我知道練習很吃力、很辛苦，那是你很久沒運動的關係。還記得我們曾看過、也推薦《一萬小時定律》那本書嗎？現在起，我們要來驗證書中所說的、所標榜的結果。」

努力做復健的決心和行動展開了！

家裡可作爲移動的空間，我都盡可能加以運用，那都是我們驗證「一萬小時定律」練習成就的場所：如上、下床的移動，餐桌、書桌、洗手間、玄關、庭院等的移動練習，即使是在第三十四天後，先生的腳第二次跌倒而嚴重扭傷時；

雖然還是怕痛、怕出力、怕再跌倒，但是「不用則廢」的道理督促我們不能停頓太久。

先生的正向努力態度，配合著我的堅持，經過不斷練了又練的日常移動，現在他的雙腳和腰部的協調有節奏了，力氣也越來越強了，繞圈的速度快了，次數也自發性的增加了，臉部的線條柔美了，意志也高昂了。

到目前，我和先生一樣，還是不明瞭他的身體到底發生了什麼事。

有次回診，我想多了解先生的腳不自主放電的情形，就加掛了神經修復科和復健科。

兩位醫師的共同治療方法是：用藥物去控制，但是提醒都有嗜睡的副作用。

我聽從醫生的建議，睡前給先生服了一顆；

那一夜先生眞的睡得很沉，腳也很安分，但是第二天早晨該起床了他卻起不來。勉強先生下床了，他坐在輪椅上直喊很累、很累！

我想：

「先生想睡，就讓他睡嗎？他不想起來走動，就順他嗎？」

我又想：

「爲了讓先生的腳安分而給他服藥，結果整個身體都安靜、不動了；如果因此不活動，少活動，好不容易漸有的體力、肌力是不是又會退化、甚至歸零呢？」

想到這裡，我的心就不寒而慄！

一位醫生說：

「生命遭受威脅時，選擇『保命』甚於選擇『保功能』。」

但是，命保下來了，不是就要積極去復健功能嗎？應該不是只要病人安睡，看護、家人能輕鬆照顧就好吧？

保命的意義在哪裡？
另一位醫生輕描淡寫的說：
「嗜睡的情形，有人二個禮拜後就會漸漸消退喔。」
但是只是有人，不是每個人喔（醫生也沒保證）。而二個禮拜的觀望，先生可能回到再次軟弱無力的軀體。
這位醫生可有想像、同理思考過：
「病人孱弱無力的出院，居家復健的時時刻刻都是黃金時間，片刻都不得荒廢，何況要消極等待？」
徒勞無功、反覆的回到起點復健，只會消磨病人和照護者的意志吧！
我們已坐視了八個月無知、無能的保命（只要方便做化療，幾乎整天臥床，看護和我以爲這樣沒事、好照顧），卻忽視先生的肌力、體力分分秒秒、日日夜夜的在流失；

我能再次無知、失職嗎？

我慶幸能自己照顧先生；因爲自己照顧，我才能發現問題而尋找到策略；

我知道，離先生重新站起來、走出去，前方還有漫長、遙遠的不知路，但是現在已經看見前路有微光，只要有恆心、有毅力，那一天終會來到吧！

我想著有人「十年磨一把劍、磨一根針、練一套拳」的身影，如今他們都赫赫生風、利人利己的生活著。

所以，我和先生的餘生如何過，在我靜默無聲的信念裡：

「任何事都有可爲，只要把握黃金時間、即時用心和行動。」

我也再次體會，以藥治病是治標不是治本；保命的同時，也要即刻同步修護身體的功能，不是等一方條件做好，才做下一件，要相信身體有自療、自癒的功能，所以必須回到「全方位的基本功」，並強化與復健它。

目前也證明：

經過基本功的努力復健，先生跳動的腳安靜許多了，甚至有時候不再亂跳了。

所以「保命」、「保功能」沒有取捨的選擇，應該是同步、相輔相成的。

做了就知道

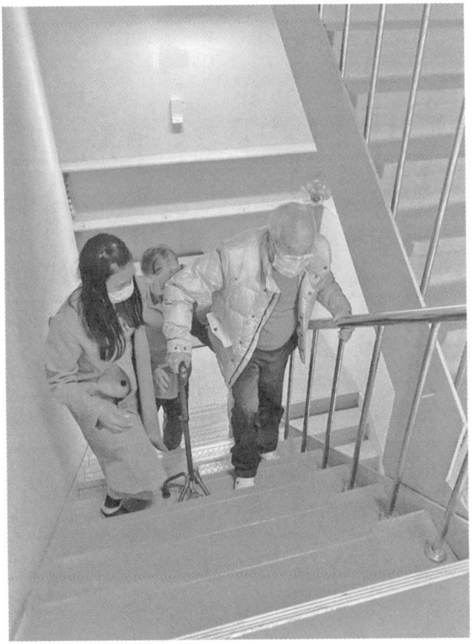

自從先生不會走路後，我開始思考如何爲他做復健。

我知道一般人大都是去醫院的復健科或私人診所做復健，我自己在初期照顧先生期間，腰、背受傷時也是採這樣的方式處理。

那次受傷，來自我的疏忽，我沒有及時覺察先生的身體已開始失去平衡，以爲讓他站一下沒問題。沒想到我一轉身，先生就向左傾斜的跌倒了。

我驚慌的用盡全身蠻力想拉起他，怎知，頓時一陣虛脫感，感覺只掀起自己的一張皮，全身肌力並沒出來，接著全身痛的站不起來了。

到醫院檢查的結果，我的脊椎和腰椎相繼移位、滑脫了。

我先後去了兩家診所做復健：

有冰敷、電療或拉腰、照紅外線等。一天只能做一次，一次十五分鐘；一次門診只有六次復健的額度，六次滿了就得重新掛號。

但是先生目前的情況很迫切，肌力已相繼流失多時了，一般醫院的復健方式和次數已緩不濟急，勢必無法密集、有效的改善；再說醫院病患人多，等待耗時及密集接觸會增加染疫風險，不如尋找住家附近的復健診所或個人治療所，既免舟車往返勞頓，復健目標也比較能具體實現吧！

附近眞的有這樣的復健專家；這位當年沒考上醫科，而改走物理治療的復健師，一方面在先生的身上推推、拉拉、折折……，一方面跟我說著他對先生病情的看法。

沒想到，幾次復健後，他竟對我說：

「妳先生無法再走路了，與其浪費時間練習走路，不如買部電動輪椅移動比較實在。」

啊！以電動輪椅移動，就要放棄雙腳功能的復健與使用嗎？

是不是這位復健師，只接受短期就能看到效果的病患？他是不是擔心復健效果一時不易被看見，將折損他的專業威信嗎？所以，他建議我們走捷徑以節省彼此的辛苦或期待嗎？

我當然明白復健的知能博奧，不是我這個門外漢懂得、習得，只是，照顧先生「可爲與不可爲」的價值、態度信念，我怎能如此受人一刀爲二的切分？

因此，我不接受「不做努力，直接放棄」的建議，就再四處拜託朋友尋找、介紹更適合的人選。

不久，透過長照機制，我們認識了黃復建師。

這個時期，剛從醫院結束化療、回家靜養的先生，手腳幾乎無力又處於水腫狀態，黃復建師在了解先生病情後，建議我們先從刺激手、腳的知覺與恢復基本肌力開始。

這位兒子高中同學的復健師，總是先按摩先生的手、頭、耳、腳等穴道，再教先生舉手、抬腳、拿裝了水的寶特瓶、腳夾小球等來訓練大腿和腰的肌力，尤其是刺激比較失能的右腳腳板。

他並且提醒我們：

「復健師來協助乃『有時有陣』，陳先生自己和你們家人要把復健化爲日常，才能看到具體效果，否則，一天捕魚，三天曬網，是徒勞無功的。」

我謹記這樣的提醒，在復健師離開或沒有來的時候，我把他交代要加強訓練的動作，安排在日常時間練習。

例如：起床做抬腳二十下、抬屁股運動一百下；

起床後扶助行器繞室內運動，由三圈、五圈增加，進展到拿單拐杖繞十圈。

尿尿後、看電視時也練習站立，由三分鐘、六分鐘，進步到目前的十五分鐘等。

爲了更刺激右腳腳板、五個腳趾頭的知覺，我去拜託腳底按摩師傅能來家裡幫忙；謝謝老闆能感受到我迫切需求，派了他的年輕兒子來家裡按摩服務。

這位陳按摩師傅剛開始爲先生按摩腳底時很辛苦；因爲先生的腳會不自主的跳動，無法保持一定時間的安定。按摩師傅必須一手使出較大的力氣抓住先生的腳，另一手才能進行按摩；

這樣進行了一年多到現在，先生的腳底恢復知覺了，跳動的腳安靜許多，甚至知道會痛了！

接著，認識多年的王美髮師朋友，介紹一位很特別的物理治療師來，這位鍾物理治療師曾是棒球國家隊的隨隊治療師，自己開業後，也願意特地從頭份來爲先生做肌力與核心訓練。

他採用全身肌肉的深度按摩，從頸部、背部、到腳部按壓，幫助緊縮的肌肉鬆開。接著，做核心肌力訓練，如坐姿的推舉、站姿的點伸、背部靠牆的平衡、屈膝深蹲等；

一年下來，先生的肌耐力增加了，跟人握手的力氣強大了。

這三位不同專長的復健師，每個星期幾乎天天都來家裡做一對一的個別復健；交叉與互補的訓練增強先生的肌力，並促進大腦與身體神經細胞的新生與連結。

雖然目前先生還無法自行平衡的站立和走路，但整體來說，精神與體力明顯的進步許多，例如：

雙腳不再水腫了；雙腳不自主的跳動現象明顯下降，有時甚至消失了；

坐著時，他不再需要用抱枕來壓住雙腳以預防其跳動受傷；

腳底按摩時，右腳由沒有知覺進展到現在知道會痛，還能在我們協助下上下樓梯，甚至走到四樓看影片。

現在，每天早晚，只要是好天氣，中午有著陽光，就一起走在院子看對面山頭盤旋的老鷹；再進展走向家門前的巷路，由一戶鄰居、三戶鄰居、半數鄰居的走過、觀賞每家庭院，到最近能全數鄰居一口氣都完成走達。

難免，先生會跟我討價還價，說外面蚊子多，說最盡頭的路很陡不好走，說走到種芭樂的人家（第三家）就好，說不要走到大頭

ㄚ他家……，我總是邊走邊哄他：
「是啊，看起來好遠！
這段路，一端有三棵椰子樹，另一端有肉桂樹，我來回走一趟四百步，你只要走一趟兩百步就好；兩百步相當我們在家繞餐桌三圈，不用趕，我們走走停停還是會到喔！
我記得你以前買過、看過、送過《一萬小時定律》的書，你希望自己、好朋友、我和孫子在事業、在練琴、在學習新事物時要有勤能補拙、熟能生巧的精神和行動。我們都是行動派的人，『一萬小時』的練習可能抽象，我們就改以『一萬次練習』作爲具體目標來驗證這本書的論述，好嗎？」
最近，我以這樣的精神，鼓勵先生練習穿拖鞋走路；

因爲先生的本體覺異常，包括不會穿拖鞋走路。這兩年來，他都是整天穿著鞋子才能學走路。冬天溫暖還好，夏天一定悶熱不舒服。

我想：既然現在腳的知覺回來了，夏天也來了，穿拖鞋的訓練也要應時順勢的進行吧！

說做就做，每天午睡起來後，我開始陪先生穿著拖鞋、用助行器移動到客廳。

先生由一開始把拖鞋穿上腳，就像在海底撈針般的超級折騰；沿路掉拖鞋、撿拖鞋的也如在薄冰上停停走走的艱難不順暢。

沒想到練習兩個星期下來，他已能穿著拖鞋繞客廳五圈了。

曾經，我會以「不努力、不認眞練習」等負面話語，抱怨先生沒有進步，但是在重看了不同時期先生復健的影像紀錄後，我就會清晰看見、感動著他一步一腳印的辛苦與認眞；

所謂：「當局者迷，旁觀者清。」來訪的朋友紛紛驚訝先生的明顯進步。大家好奇想了解他走過的點點滴滴，包括他們都擔心病變有否改變了先生原來的好脾氣和體貼性格？有沒有造成我照顧上的疲累與負擔等。

感謝老天的慈悲！病魔雖奪去、削減了先生的神經細胞，但是依然讓他保有正向樂觀與幽默的氣質；

先生是個脾氣好、配合度高、有一萬次練習精神的病人。

尤其他的情緒穩定不灰暗，不怨天尤人，對我們的照顧開口閉口總是說「謝謝」，對他做不好、發生不理想的狀況時，總是向我說「對不起」。

因此，在照顧先生、協助他復健的路上，其實是豐厚了我的人生再修煉。

啊！人生何憾？能如此暢意的演繹「毅力與堅持」！

找幫手

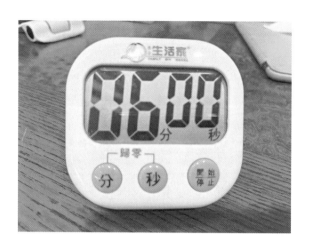

先生身體漸漸有肌力、體力後，我開始陪他在室內繞著餐桌練習走路。

一天至少三回，只是時日久了，我擔心這樣的練習會不會變得單調、無趣，就開始思考除了助行器、餐桌是走路復健的輔具外，家裡現成的空間或設施，是不是也可適時運用來提振先生走路專注力、持續力和樂趣的幫手呢？

我發現客廳正前方，已高出窗台的那棵火筒樹很適合作爲提振的焦點。

這棵火筒樹是陽光夥伴送的惜別禮物，它從小小的芽苗，長到如今的茂盛小樹，已有十幾載的光陰了。

火筒樹在窗前開花、結果，抽芽、換葉，不斷的交替茁壯，它每天陪伴與見證我們的生活點滴與生命起伏，現在將它作爲繞桌前進的標兵，應該恰到好處吧！

「抬頭挺胸看火筒樹」，每天，每回，我們繞走了一圈又一圈；每次最少五圈，十五分鐘左右，如果體力好，就再走幾圈，直到累了！

繞看著火筒樹，我會帶先生一起回憶已經遠去的陽光校園故事；那個人生有幾回能編織、能實踐的理想校園，與能看見各種孩子學習樣貌的純真時光，現在都美美濃縮、收藏在這棵樹裡了！

雋永的記憶要繼續鋪陳與珍惜，我相信以生命陪伴生命，將是有力又有樂趣，也是先生獨有的復健之路。

對我來說，不管先生走路姿勢如何，他能移動已是我倆喜出望外的事，但是，復健師就會較嚴正的要求。

當他扶著先生練習走路時，就會指出他：

「身體向左傾斜了、右腳飄浮、右屁股沒出力喔……，平常要多做抬腳、踮腳、半蹲……等動作。」

我問先生知道自己這樣的姿態嗎？他說不知道。

也難怪啊！先生因腦部罹癌、術後的本體覺失調、不見了，他無法用意識去知覺左右腳使用。

我觀察後發現，現在要先生有正確的走路姿勢，就必須讓他看見自己的姿勢，就像當初他沒有看到腳，就不知道怎麼站立的情形一樣。

回想剛開始訓練先生走路，他低頭用眼睛看著自己的雙腳，然後用眼睛命令他的腳移動；

雖然他像幼兒一步一步的學走路，歪歪斜斜、前彎後凸的幾乎要跌倒，但還是能移動的走了些距離。身體的基本肌力、協調、循環等，都比整天坐在輪椅上有進步了。

爲了進一步幫助先生矯正走路姿勢，我把閒置在樓上和地下室的大鏡子搬出來，各放在樓梯口轉角處，走路時就用它來照映姿態，尿尿時用它來糾正站姿。

以前，沒應用到鏡子時，跟先生溝通、提示姿態，常常事倍功半很費力；應用鏡子後，先生歪斜的軀體一目了然，他自己很容易理解，並能及時矯正和懂得自我移位。

這平凡的鏡子是個好幫手，協助先生看見了自己走路的現況，提醒適時修正也回饋他進步的喜悅；無形中先生的信心出來了，現在能走得較挺、較直、較敢看著前方走路了！

生病的人怎麼過一天？如何感受與表達日子的長短？

對不能自主移動、自由行動的先生，日子、時間的概念是模糊不明的，例如：

我：
「我們起來走走、繞圈圈。」
先生：
「我才坐一下而已。」
我：
「不是喔，你已經坐了一個小時了。」
……
復健師：
「好了，今天練習到這裡。」
先生：
「那麼快，不是才開始嗎？」

復健師：

「我們已經練習一個小時了。」

問先生今天星期幾？他會看著日、月曆上標示的日期來回答；問他現在什麼時候，他會看著牆上的時鐘、桌上的鬧鐘、手機時間的顯示而回答。

不過，問他心裡是否能意識、感知時間的長短與流逝呢？

他說，他不知道。

這句不知道，正顯示先生的心裡運作能力退化了，思緒混亂、靜止的不知今夕是何夕了。

不知時間的消長，讓他處於被動、有缺乏自我期待的困惑；一如仍在做漫長的化療，一如仍躺在日夜不分的病房。

其實，健康時的先生，是個時間感相當敏銳的人；有多餘的時間他就多兼幾份工作，多拜訪幾個客戶，多思考幾個新產品。他敏覺時間的意義與價值，進而掌握它，規劃出可欲的生活。

這項心理感知能力的影響很大，我該怎麼做來重新喚起與訓練呢？

時間可聽、可看、可感，我想到了掛在排油煙機上的計時器，它正可用來輔助先生看見、聽見時間的滴答。

我先從短短的一分鐘、兩分鐘開始；當先生要學站立、繞客廳時，我按下計時器，讓他可以清晰、具體地聽到、看到時間有聲或無聲的來與去。

又如，上廁所尿尿時，以兩個三分鐘爲一個單位，按下計時器，觀察幾分鐘尿出來；尿出來後，也不要馬上坐回輪椅，剩下多少的時間正可用來加減做站立、抬腳、踮腳尖等強化肌力動作，如果尿不出來，六分鐘就順勢全拿來做腳肌力訓練……。

現在，增加頭部按摩十分鐘，站立看電視十五分鐘，我利用計時器，提示先生知覺時間，並期待與準備在這珍貴的時間內他可以參與有目的、有意思的生活。

我去診所做復健時，曾看過診所有迷你型的階梯，有人利用它做爬梯練腰力、練腳力；我想到家裡有樓梯，如果一側再加上扶梯，先生就有一到四樓現成的階梯可練習。

其實，先生住院期間，我已裝了一到二樓的電梯椅；原是設計先生回家後上樓用的，現在只有我每天坐一趟，以保持機器能固定運轉。

我改變主意的原因是，想起復健師說：

「可以坐，就不要躺；可以站，就不要坐；可以走，就不要貪方便。」

所以，我爲先生增加了走樓梯的復健運動。

剛開始，先生的腳歪歪斜斜的放在木板上，屁股也嚴重歪向一邊。他的腳無力跨上前階，抬腳時總會踢到階梯；走走停停的，走幾階下來，全身汗流浹背，可見運動量不小呢！

下樓的考驗比上樓大，所以我會在前面示範如何一腳直、一腳彎；先生就在錯誤中試著摸索與矯正。

現在，他在復健師的指導下，不僅能走上二樓——我們原來的臥室；假日時，我們還能一起走上四樓視聽室，坐按摩椅看影片。

走自家的樓梯，訓練先生的手腳肌力、抓力、協調平衡與目測能力，還可多元整合家中現成的復健輔具，真不錯啊！

路，可以用來做輔具幫手嗎？

喝過咖啡，看過報紙後，陽光已來到家門前的巷路上，常見的那三隻老鷹已經或高或低，或遠或近的盤旋、呼叫，「啾嗚啾嗚」的回應不知棲在何處的五色鳥。

我們住家眼前的這座青山，很熱鬧！

「走，我們去曬太陽、去看老鷹、去聽五色鳥。」

我再次慫恿先生走出庭院，目標是巷尾那家開著紫藤和流蘇的人家。

這條巷路，以我的步伐，一邊兩百步，兩邊共四百步，它是我的健走步道，我希望今後能成爲先生的康復步道。

這條巷路的柏油已多處損毀了，只有埋管線補過的長條狀還平整，我想就以此作爲行進路線，再小心閃過路上沒清理的「黃金」前進吧！

來到庭院和巷路交接的抿石子路上，路面有點傾斜；先生上回在這裡差點失去平衡而跌倒。這回走到這裡，身體的記憶來了，他會不自主的挺腰看著對面人家的窗戶，而這樣的姿勢就能平衡了。

回想今年第一次走出來，是爲了從不同角度看自家的櫻花；當先生站在隔壁鄰居的門前，回頭欣賞到今年櫻花花容時，嘴角浮現了滿足的笑靨！

有了上次美麗的回饋經驗，今天他走起來更有動機、更有動力了；而他熟識的老鷹已在前方上空飛旋，先生回應老朋友似的啾嗚啾嗚在後，我想，巷尾那家開著紫藤和流蘇的人家，來回四、五百步的目標可以達成吧！

走過了隔壁鄰居，也驚喜發現我家的木瓜長到隔壁人家了：

「成熟時，怎麼摘呢？」先生問著。

前方出來了一位鄰居，她對我們豎起大拇指後進屋去，再出來時拿著土芭樂遞過來說：

「現採的，不好看，但滋味不錯喔！」

還記得過年前後，吃了她家的仙桃，像手掌般大、粉粉甜甜的。

她是林家地主之一，庭院種了許多果樹：土芭樂、火龍果、仙桃、橘子、柚子……等，一年四季承蒙她分享，我們也輪番吃著不同的水果。

把土芭樂放入口袋後，我們繼續前進，再經過三家就約二百步，來到開著紫藤和流蘇的人家了。

四月是紫藤和流蘇花開的季節，陽光校園大象長廊上，紫藤盛開時如紫色瀑布般奔流；側門九棵流蘇盛開時，走在樹下宛如浴雪而行。

我邊和先生分享這些美好的記憶，邊提醒他把重心放在右邊以維持平衡。

這時，我的左手感受著他壓、遞過來的重量，知道他需要休息了。

前方的紫、白越來越擴大，目的地就幾步遠了，先生忍不住回頭看著來時路，說：

「今天，我走得還眞遠呢！」

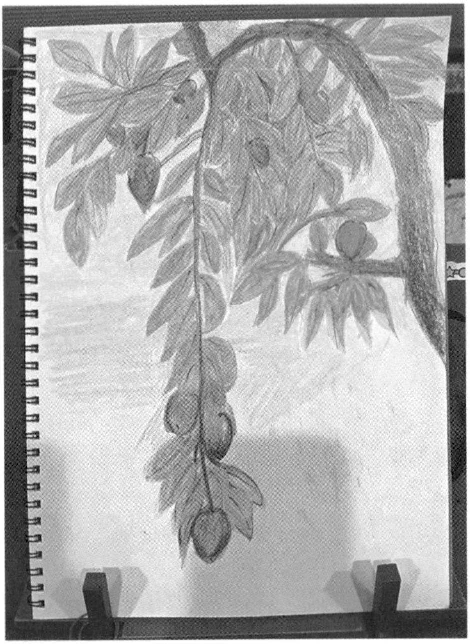

無心插柳

先生因化療或病症的影響，在醫院或回家後雙手抖動不能穩穩的拿碗、握筆、穿扣衣服……。

那時，我雖擔憂，卻以爲改善只能從整個化療結束後才開始進行復健，因此讓先生承受了許多的辛苦和不便。

回家一陣子後，看著先生吃力使用物件的無力無助表情，頓時猛然敲了自己的頭，啊，我竟忘了自己曾是老師！

我是多麼愚蠢、固著於家屬的被動角色，忘了自己在身體認知發展上曾受過教育、仍然有些知能和經驗；

我應該有意識，有智慧，有行動的爲先生進行復健！

我想起自己初任一年級導師，在鄉下教剛入學的孩子學寫字時，我會先教他們畫直線、畫橫線、畫圈圈，有了這樣的握筆練習體驗，不久，孩子正式寫起國字時，運筆動作就自然流暢許多了。

那麼，我現在就來充當先生的一年級導師，教他畫線、活動手指和手腕吧！

一開始，先生畫的直線不直，橫線不平，彎彎扭扭的眞像一條條毛毛蟲，或是縐亂糾纏的棉線；

他畫的圈圈，就像在畫急遽起伏、陡峻的山丘。這樣的情況下，寫出來的字，筆畫歪扭甚至不成字，也不足爲奇了！

不過，所謂「一回生二回熟、熟能生巧」，我想只要透過精熟練習，先生一定能漸次找回握筆的手感吧！

除了畫線、寫字外，還有甚麼活動可以讓先生覺得有趣又能訓練手指的小肌肉呢？

這個時候，朋友們相繼提供了訓練的方法：有撿豆子、握球、丟沙包、拉毛巾……等，我也加入彈月桃花種子，孫子加入摺飛機、射飛機等的趣味巧思。

這個時候，兩個孫子都在小娟老師家學畫畫。

畫畫前，小娟老師會先說一個神話或童話故事，然後再以其中一個角色或是場景作爲繪畫的主題。

有趣的是，她僅用紅、黃、藍三原色，再透過濕水彩的畫法，色彩就起了擴散又交揉的效果，令人有意想不到的寧靜、向陽、溫和等美的感受！

我想：畫畫對先生手部的運動一定會有幫助吧！

很快的，小娟老師來家裡做藝術療癒了！先生在她的引導下，完成了人生第一個作品——〈天空〉。分享作品時，先生說他其實不知道怎麼畫，也不知道畫了什麼？但是我和小娟老師仔細觀賞這幅畫時，發現他的畫中其實有話：

「似乎在呼喚宇宙之神，快快降下向陽能量來修復他的身心。」

〈花〉，是先生的第二幅畫作；整張圖，紅色朵朵鮮麗在枝頭，我覺得他想：

「把希望種下，把心花敞開，把快樂留住。」

當我們畫鳶尾花時，先生的鳶尾花酷酷的，好像帶著墨色眼鏡；他說：

「我的花是來守護你的，是來嚇小偷的。」哈，眞幽默！

先生懷念三年前曾去日本鹿兒島的屋久島爬山；五、六千年的屋久島杉令他念念難忘，就信手拿起色鉛筆畫了起來。啊，畫紙上的大樹壯碩挺拔，與屋久島杉眞有幾分神似呢！

而畫鄰居家仙桃樹的那張圖，滿樹綠葉映著黃澄澄的仙桃，正是一幅豐收的快樂、晶瑩景象。

先生說：

「小學，我沒有畫過一張畫，因爲家裡沒有蠟筆；初中，美術課被挪去上國英數課，畫畫在當時被公認是沒營養的學科。

沒想到風水輪流，今天還有人去補美術，去學畫畫。我也沒想到自己能畫。這些畫作裱上框，掛上牆，居然有在畫廊看畫的fu……」

是的，當初我提議來學畫畫，他一開始就搖頭說：

「我不會，我沒興趣。」

的確，先生小時候的環境與性向幾乎不會接觸過藝文，成長與工作大多在理工世界裡浸潤，如今因緣際會發現潛藏了藝術細胞，生命眞是新奇啊！

回想最初的動機，只是想讓他動動手指頭，增強手腕的握力，能拿住碗筷自己吃飯、能握筆寫自己的名字，能在重要的文件上簽名等基本功能。

現在發展到：先生透過學畫，探索、溝通、表達和紓解他的心裡世界。

所以看他的畫，不是像與不像的表淺層面，如：他畫的牛年輕健康，尤在點上眼睛後，倏地活潑起來好像要衝出去般；又如他的泥塑頭像，將自己化身爲飛行員，有一種想要飛沖上天，直入宇宙以忘憂，笑看人間事的豪邁！

現在先生的手指不再顫抖，手腕也有力，自己能穩健拿碗筷吃飯了。再說，畫直線、畫曲線、寫幾個單字、畫他的心中世界都自如了。

我發現：生病後的先生話說得少了，而「話」竟潛藏在畫裡了！先生換個方式以「畫」來說話，以「畫」來表達內心深層的心聲，眞的是無心插柳啊！

先生的畫畫天地，不必是腦，而是在心；

不盡然是爲修護受了傷的腦，而可以是歌頌心的自在與自由！

模範生和丁先生

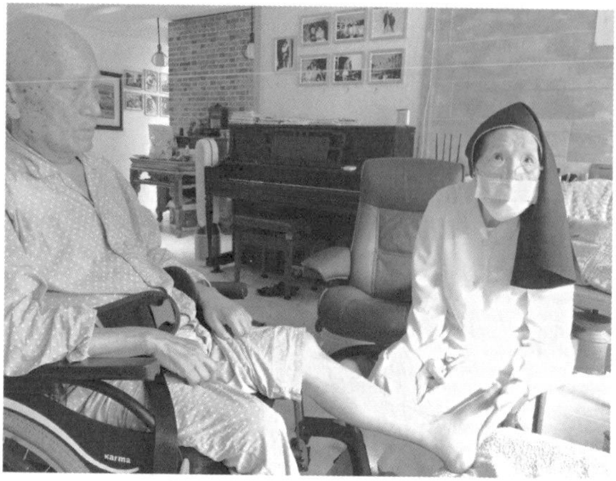

聽到生病了的弟弟要來，先生八十五歲的大姊準備了一桌的好料理要來盛情款待，

聽說她爲了今天的相聚，昨晚都睡不好的想著菜單。這雖是先生家人的特質，但大姑姑年紀大了還熱情如此，怎不令人感動？

眼前這一桌大姑姑的手足之愛，有先生最愛吃的雞酒主菜；用餐時，大姑姑一邊給先生夾雞肉，一邊又難掩興奮的說著心情：

「雞酒味道如何？好吃嗎？我好不容易等到天亮，就騎車去市場買雞肉，我親自下廚喔！我先把雞肉和薑炒得香香的，再把米酒、紅棗倒入，再放進悶燒鍋裏燉喔！」

居家還需要服化療藥的先生，舌苔綠厚的常食之無味，今天能吃到最疼他的大姊煮的雞酒，不免食慾大開的大口吃肉，津津有味地喝著雞湯。

而這鍋濃濃郁郁的雞酒，疼惜、不捨、鼓勵的親情都盡在其中啊！

其實，平常大姑姑三餐，都由外傭料理，不需自己動手；

今天特例爲弟弟下廚，情眞意切的手足連心，正如剛學會拿四腳拐杖出門的弟弟一樣，第一個最想去的地方就是大姑姑家，去吃他大姊特煮的雞酒。

先生和大姑姑相差十一歲；他三歲失去父親後，隨著婆婆，全家從玉井糖廠搬回新竹。

大姑姑正巧錯過了開學時間，面臨了沒有初中可銜接就讀的難題：掙扎著是去工廠當女工？或是去診所當小護士的處境。後來因遠親幫忙，以插班方式考上新埔初中，才免於輟學的命運。

先生說，他和弟弟很期待大姑姑放學；因爲婆婆會在大姑姑的飯包裏放滷蛋；大姑姑捨不得吃，總會留回來給弟弟們吃。

小學時代，先生愛玩，愛看漫畫書，更沉迷布袋戲；哪裡演布袋戲就不辭遠近的走去看，所以，回家功課幾乎是應付了事。

數學學科不需反覆抄抄寫寫，先生能以他的理解能力應付過關，但是國語學科就不行了。

因爲他平時疏於書寫和懶得記憶，國語成績總是不及格，期末更被評爲丁等，就被向來成績好、又是模範生的姊姊和弟弟稱爲丁先生。

嘲笑歸嘲笑，爲了不讓不認識字的媽媽失望，大姑姑順手將丁字改爲丙，勉強湊合和掩護。

先生個性急，很在乎公平正義，當聽到不公平、不合理的人事物時，他每每不懼對方身分，就會爲自己、爲親人挺身、嗆聲的爭取他所謂的正義。

有回，他聽婆婆說大姑姑結婚、懷孕了，學校下班後，還要很辛苦的做著大家庭的家事。

他認爲大戶人家欺負大姑姑，放學後馬上騎著腳踏車去找親家公理論。

哈哈，當時他還是個未出社會的高一生，親家公可是地方上名人，素享一定聲望與威儀；而先生唐突毛躁的登門討公道，雖是護姊情深，也被批評爲莽撞的不懂敬長倫理。

弟弟終於出院回家了，只比他大兩歲，現年七十六歲的二姑姑一定要來家裡看他；即使她自己因帕金森症行動不便、顫抖，出門都需要修女陪同的情況下，她還是堅持帶著修道院特調的精油來。

二姑姑一臉堅毅，將特調精油滴幾滴在先生右腿，不理身軀傾斜、兩手不自主抖動等不便，用著較不抖動的右手，開始專注的按摩著：右腿後、左腿來，一遍又一遍，傳達著他對弟弟的愛！

先生和二姑姑年齡相近，小時候常常鬥嘴，互相取笑；
一個是模範生，讀縣一中，一個是丁先生，讀縣二中；
一個愛漂亮，學生裙都要壓在棉被下使其平挺，一個是有制服穿就好，管他整齊或乾淨？

二姑姑初中畢業，獨自走路去參加高中聯考；沒想到忘了帶准考證，在無法聯絡家人的情況下，只好又從省商考場走路回家拿；等他再回到考場時，已過了第一節考試。

沒考上省女中的二姑姑，因緣際會的遇到剛來台宣教，租屋在住家附近的修女們；因協助她們適應當地生活之餘，也讓她接觸了宗教美好的世界，進而遠赴義大利進修六年，最後正式受洗成爲天主教修女。

婆婆心目中，乖巧、文靜、學業成績理想的女兒，竟在青春萌華時選擇終身服侍上帝，婆婆當然情何以堪？她生氣的說：

「我的女兒被魔鬼抓走了！」

先生和姊姊們在命運轉彎處各自走上不同的人生，不管大姑姑是老師也好，二姑姑是修女也好，先生是公司負責人也好，他們三人都最愛婆婆；他們三人接力的當起婆婆的助手，聯手茁壯的成爲單親家庭的力量。

所以，他們姊弟三人感情最好，現在都已經是七、八十歲的手足了，還幾乎每天電話問好。二姑姑更是一段時間就撐著不方便的身體來看弟弟，即使是無語靜靜的坐著，那都是一幅先生懂、姑姑懂的幸福風景！

給我睡一下

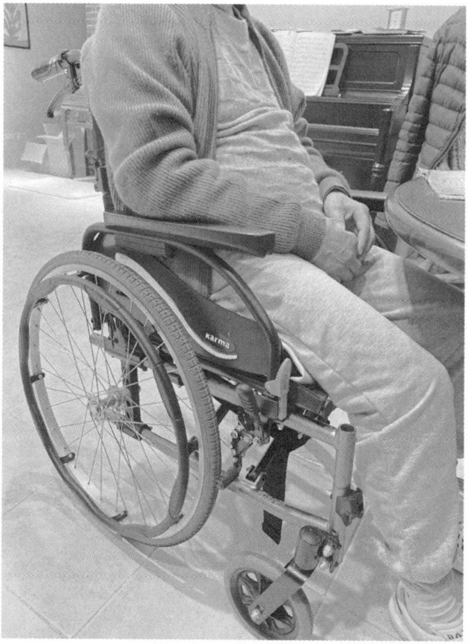

去年年底，我常坐在電腦前，爲我的新書：《校長關我什麼事》校稿，看見坐在輪椅上的先生打瞌睡，感覺安好而任他自在。

新書發表後，我有時間和先生聊天，卻發現他精神渙散，兩人講沒幾句話，他就直說想睡覺。我發現書桌上疊放了數份每個禮拜發行的《今周刊》，顯然已經很久沒翻閱了。

再打開他的手機看看，上百封「賴」未讀、未回。

孫子回來了，他叫錯名字或想不起名字。

對了，最近我也沒有看到他打電話給朋友，沒聽到他跟朋友說話。

怎麼會這樣？什麼時候變成這樣？

我回想：腫瘤開刀後，醫師說病灶或手術可能會傷及部分神經細胞，造成腦室萎縮與退化，例如短期記憶喪失。

是的，先生想不起、記不住剛發生的人事物；

是的，他不記得今天星期幾，記不住剛剛誰來看過他。

但是，那時，他仍然喜歡閱讀《今周刊》，認眞地畫裡面精采、有感的文句；

他還是會每天看手機，看公司的財報或回賴；

他會翻尋自己的電話簿，有意或隨機的找朋友聊天，甚至會上網看商品廣告，上網郵購他認爲有意思的商品，食品等。

那時，我嫌他買來的東西粗糙、不精美、功能差；

他就笑笑地說：

「沒多少錢啊！就是被騙也沒關係。」

那時，我看他隨意、隨心一通一通的打著電話，找朋友聊天，我都覺得很突兀。

我想：朋友在吃飯時間、上班時間、休息時間突然接到他的電話，不免感覺被打擾、困惑或不悅，我請先生要衡量時間、理解打電話的適當時機。

靜靜的、不知不覺的，先生什麼時候不看手機，不用手機傳訊息了？

無聲無息的、沒有預告的，先生什麼時候不再打電話找朋友聊天了？

一個星期、兩個星期，書桌上的雜誌堆積了好幾期；先生什麼時候不看雜誌、不關心財經了？

我再仔細觀察先生的表情與反應，那個我心裡一直有著、放著、擔心著的字眼，終於藏不住的跳脫出來了：

「失智」，難道先生失智了嗎？

腦中倏忽想起：郭國卿歌手唱的〈若是有一天〉那首歌曲，那老夫老妻相偕相扶，憂心不能到白頭的歌詞寫照，字字、句句撞擊我心、引我淚流滿面：

「若是有一天，我不記得我的名字，請你要詳細說給我聽；說我們的故事，一生的風雨，也許我會記得我們的所有……」

眞的，我實在太疏忽了！

我忘了先生身上有後遺症，我忘了醫師提到先生有腦傷，竟沒有警覺他所暗示的退化、失智等相關或可能性。

我帶先生來看精神內科，醫師初步作了行爲了解，再安排大腦影像檢測和認知測驗，最後說：

「大腦中負責短期記憶的海馬迴區域呈現藍色，表示腦室萎縮，有退化失智、罹患阿茲海默症的可能。」

怎麼辦呢？醫師開了一種藥，我看了那種藥後，決定不給先生吃。

因爲，那種藥會讓先生嗜睡，我的醫師學生曾開過，先生曾吃過。

那次，早晨八點多、該起床了，先生還想睡，勉強起床了，坐上輪椅一臉睏倦，拜託我給他上床繼續睡覺……。

就我過去的認知、學習與進行智力測驗的經驗，我知道，測驗設計有文化、教育與工具等限制；

進行測驗，還涉及施測人員的素養與經驗，何況針對有年紀、有病況者施測，絕對不是靠單一工具、照著念偏重記憶的題目，就能果斷明瞭其腦部運作的始末與障礙。

我不否認先生的記憶已有缺陷，但是，依我跟他的互動，他的長期記憶、高功能思考都屬正常，我對先生的瞭解應甚於醫院所作的認知測驗和醫師的初淺判斷。

不過，這次情況適時提醒我反省發生的原因與思考可進行的改善對策。

有人提及，先生可能發生了「腦霧」，一種認知功能的障礙；它有健忘、注意力不集中、遲鈍、疲倦等症狀。

沒錯，這些症狀先生都有，只是醫師從沒提過這個名詞，有朋友懷疑那是打了新冠疫苗引起的後遺症。

朋友因有慢性病不敢去打新冠疫苗，他怕打了會得到傳言中的後遺症，如：引起血栓、腦霧、突然失去意識昏倒等。

他不能理解；先生身上長過腫瘤、開過刀，居然還敢去打了四劑疫苗！

我覺得：神經科醫師建議的藥物控制，其副作用大於先生復健時所需的體力與清明神智，這猶如建議他棄械投降、人生提早退場般；我實在無法接受這種無爲、消極的診治，決定另尋其他路徑以復健先生的大腦；

至少讓他開心點、我開心些。

眞巧，我因腳傷住院期間，偶然閱讀了劉博仁醫師的《健腦祕密》一書，更增強了我將採行的信念與行動。

那就是：與其給先生吃有嗜睡副作用的藥，不如給先生吃健腦、活絡腦神經的營養品，如果再配合書中健腦的預防與維護觀點與建議，我想先生的復健生活品質絕非病懨懨的坐以待斃。

無獨有偶的，1377期的《今週刊》採訪了日本作家和田秀樹，他在「如何打造幸福老後」專訪中，談到他對高齡、失智症的看法與生活建議，讓我有「德不孤，必有鄰」的依恃，他說：

「高齡也能吃喝玩樂、不該被束縛；社會對失智認知有誤，別小看生命的韌性……。」

是啊！我們高齡者年輕時爲生活打拼，退休後應多爲自己而活，過自己喜歡的人生。

我也認同身體老化、退化是種自然現象，不是病，不要因噎廢食的終日臥床、與藥自怨自艾的過餘生。

所以，我不要輕易繳械投降，我要相信生命自有韌性；

給先生吃營養品多於吃藥，我要做先生的小學老師，陪他動手和動腦。

朋友也陸續加入我的手腦並用計畫！

例如：送來了形線畫書、純天然蠟筆，教我引導先生一起畫有趣、有意思的線條；

又如：來教先生寫書法、捏茶杯、玩桌遊、體驗藍曬、做押花信封等等。

不同專長的朋友，相繼分享與引進我們安排新奇、不寂寞的生活。

朋友有空時，我就會興沖沖地開車，載先生登門去拜訪。

我想先生的長期記憶還在吧！雖然先生不再多話，他靜靜的聽，偶爾插嘴回應，或是觀察周遭，瀏覽路上風景，一定比長時間窩在家裡健康吧！

沒有出門的居家時光，我請先生教我下象棋；

剛開始時，我總是吃敗戰的覺得很不服氣，不想再玩；但是想想，我和先生下棋，不是爲了輸贏，而是爲復健他的大腦。

請他當老師，他就會回憶下棋規則、動腦想教學方法。下棋時，他必須思考攻防策略，神經細胞將因此而活絡，也必會降低枯坐沉睡的次數。

幾次下來，熟悉規則和能預測先生走的策略後，我常翻轉戰局，換成先生哀嘆說：

「我作文輸你，現在下棋也輸你，到底是怎麼一回事？」

其實我知道，每一局先生的前半段都下得好，只因腦傷影響了他專注的持久度與體力，後局才不濟的輸了。

不過，陪先生下棋，不僅附加價值多、經濟實惠外，我也學會一種新嗜好呢！

先生又開始讀報紙、剪報紙；看雜誌、畫雜誌；看手機、聽政論題目了。

再過四年，先生就會來到八十歲，來到一般說的八十歲的高牆前。日本作家和田秀樹倡議八十歲以上的人是幸齡者，這樣的高齡者要以新觀點了解身心與病痛，愉快地和自己共好，他說：

「八十歲也許是一道牆，至少不要自我架高它；動動腦讓它降低些好翻越，是自己、家人和朋友可做的事。」

現在，我不會阻止或擔心先生打電話給朋友了；我希望朋友接到了他的電話，也能理解、接納的陪他多說話喔！

等待

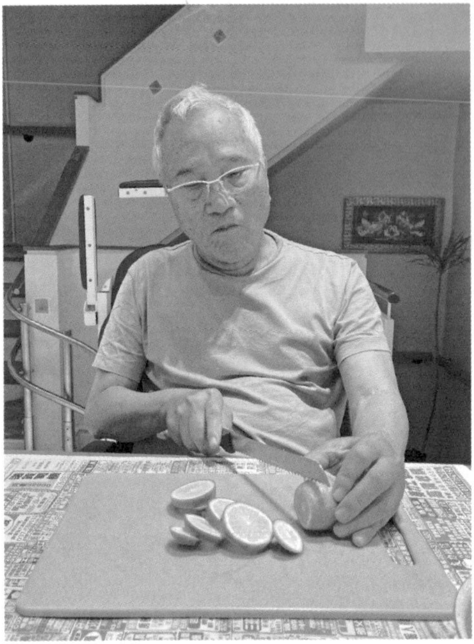

先生腦幹手術後，出現吞嚥障礙，連喝水都會劇烈嗆咳；我不懂這樣的危險，只會乾著急的拍拍他的背。

醫護人員來來去去，終於有位護理師告訴我：要去買凝露，再加在喝的水或湯裡；

食物要剪成細小狀，藥要磨成粉，吃、喝吞嚥要低頭等。

先生每天三餐進食都是挑戰和面臨可能引發吸入性肺炎的威脅。

前陣子聽說有位要人也是因喝水嗆到進而得肺炎，也還在住院中。

聽說吞嚥障礙是高齡者身體功能退化或重病者醫療過程的後遺症。

吞嚥障礙關係著病患營養的攝取，也會發生牽一髮動全身的危險；兒子急忙搜尋並適時傳給我看吞嚥訓練的教學影片，我就利用片段時刻和先生觀看並一起練習。

這個十分鐘的運動操，從呼吸提放肩膀、脖子左右轉動、鼓拍嘴、上下左右轉動舌尖、按摩舌根及舌下方部位、到張開嘴做發音練習。

我的臉部、肩膀僵硬許久，做這個運動讓我能同步放鬆，而先生則吃力地跟隨。如果我沒堅持強迫，他不可能自主和自動的完成。然而，一回生二回熟，幾次練習下來，進程較順暢，感覺他的嗆咳情況減少了！

對先生來說，吃飯不是享受，服藥粉也很苦，然而先生是個好病人，默默也堅強的承受著。

一個月、兩個過去了，有一天，他竟然跟我說：

「食物不需要剪成細碎了，我要試試小口小口的咀嚼和吞嚥。」

是不是治療改善或是口腔吞嚥操發揮功效了，先生開始眞實的品嘗食物，喝水嗆到的情形也減少了，不過，一顆顆的藥還是得磨成細細的粉吞啊！

來到第五回化療，第四天將施打進口的自費化療藥時，醫師來告知：

「因包裝有破損，為審慎決定退回不用，陳先生必須改口服膠囊，為避免汙染，它們不能去除膠囊，再取出粉末的服下喔！」

換句話說，先生必須整顆吞嚥。

這下子，先生的咽喉肌肉準備好了嗎？

先生說我來試試看；

這時，一顆不小的膠囊，連續三顆他竟能安全的吞下了！

第二天如此，第三天也順利，好意外、好神奇啊！

就是從這個改變開始，藥丸正式可以整顆服下了，先生說：

「感覺藥不那麼苦了！」

先生做完六次化療，終於能回家靜養、持續服藥與自我復健了，但是身體的統合知覺混亂或消失的副作用，讓他身體失去平衡，連帶的也不會穿拖鞋，更別說穿它走路。

因此他整天穿著球鞋，冬天還好，穿著鞋能保暖，可是夏天很熱，我看了都覺得難受，他怎麼受得了啊！

他說習慣了就好了。

那是先生的知覺退化、不敏銳的現象吧！

我一定要想辦法刺激它、活化它；

所以，趁著夏天來到的理由，我說服先生脫去球鞋，開始穿拖鞋，再練習走路。

平常人很難想像：把拖鞋穿在腳上居然是件極困難的事；

剛開始幫先生穿拖鞋，一穿上右腳就掉左腳，穿了左腳就掉右腳；兩隻腳輪流掉落，甚至全部掉落；我忙碌的彎腰撿穿起身，實在不勝負荷，甚至也想過要放棄。

沒想到，偶然間發現：先生用抓背的耙子吃力的勾起拖鞋穿上；拖鞋將掉未掉時，他還會用耙子敲啊敲；

那種努力想辦法的模樣，令我驚喜也動容！

幾天後，先生可以穿著拖鞋繞室內了，雖然還會沿路掉拖鞋、撿拖鞋、穿拖鞋，但終於能繞完一整圈了！

我把午睡起床後定爲穿拖鞋練習時間，由一圈、兩圈到目前的三、五圈；

拖鞋在先生腳上的時間越來越長，掉下去讓我撿、他自己勾來穿的次數明顯減少了；

就一個月的練習，我和先生都感受到用進廢退的力量。

啊！歲月靜緩、平靜日常中的先生，他的身體、他的心智其實都在分秒努力修復，然後等待適當時機告訴我們成果。

像：先生可以清晰寫出自己的姓名、會用工具清理刮鬍刀、會自我幽默開自己玩笑等等。

所以在照護的陪伴中，我要觀察得更仔細、懂得更貼心、距離更靠近：

我不站在終點處等你
　我迎向前去，隨你從起跑點出發
我們一起
　接受每站檢驗　喘息　跌跤　爬起
腳步踉蹌　汗水淋漓　心跳乒乓
　記憶流轉　時間滴答　努力滴答
我們不需互相等待準備好了的時候
　花開芬芳　花落韻美
不需等風　等雨　等陽光
　生活瀟灑盡興　一切自來！

陌生人

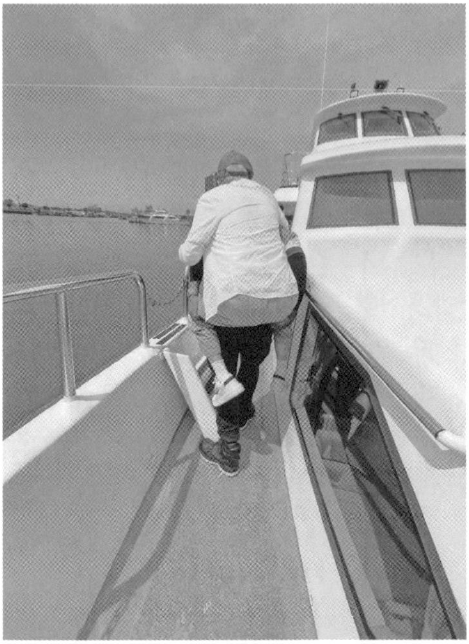

龜山島是我坐火車或開車返鄉，最盼望第一個進入眼簾的故鄉標的物，也是我離開家鄉最後一眼告別的印記！

我家在溫泉鄉，當要北上時，車子、人經過頭城後，右前方的視線就會迎來龜山島的雄姿。

好喜歡在藍天碧海、晴朗美日看龜山島，有股與情人約會的雀躍。

如果不巧遇上海天一片空濛雨霧，就會望眼欲穿的尋尋覓覓，然後再落寞的與隱藏著的龜山島揮別！

現在的龜山島上，除了軍隊駐防外，村民已移到本島了。宜蘭人發揚歌仔戲，愛看歌仔戲，龜山島村民也愛看歌仔戲。

那一年，宜蘭歌仔戲團一船人去龜山島表演，回程竟整船翻覆而全部喪生了……。

聽說，龜山島人因此難過的全部遷村了，現在成了裊裊炊煙不再的孤島了！（另一說法是因應軍事需要而遷村、封島。）

二〇〇〇年後，沉寂中的龜山島開放了，因有賞鯨活動，有牛奶海美景，再度成爲很多遊客嚮往一探的祕境。

我也在疫情趨緩後，想帶著先生就近看看龜山島或者能登島一覽全貌，就開始看季節、看氣候、等待親友是否能結伴同行。
這一等，一年又過去了！
這天，氣象報告：宜蘭今、明兩天天氣晴朗，在擇期不如撞期的心態支持下，我開著車，帶著先生說去就去的要去遊龜山島了！
不巧這天不能登島，我們只能坐船巡禮龜山島海域。
來到搭船的港口，我以爲和外傭扶著先生就能跨過船板，卻忘了船是會隨海水搖搖晃晃的，怎麼跨過去呢？
這時，一位強壯的船公司員工來到先生面前，二話不說，身子一蹲，就背起先生下船進船艙了！
這位善心員工，原來是輪機長夏先生。
回程船靠岸時，退潮了的海水，使船與岸邊陸地落差更明顯；

我們正在煩惱如何上岸時，夏先生又馬上背起了先生；只見他雄姿挺立、身不顫、腳不抖的跨過船板，上岸了！

啊！今天親眼看到的龜山島，眞美！

海豚近兩百隻與我們同遊（游），令我興奮的左走、右繞、前進、後退的捕捉其身影，結果就暈船了；奇怪，我不是有吃暈船藥嗎？

不過卽使暈船了，我還是忘不了初次近距離看到故鄉島自然美的滿足，還是忘不了和一整群海豚相遇的興奮；

而更忘不了的場景是：

素昧平生的夏輪機長背著先生的身影，他的義行眞是我今天看到的最美風景！

有一陣子沒聯絡的姪兒來電問候了，我跟他說：

「明天，要帶你叔叔去電影院看《捍衛戰士》。」

他說：

「哇！阿叔可以去電影院看電影囉！是因爲我剛傳《捍衛戰士》的電影海報、主題曲給你們而心動嗎？」

他又說：「三十六年前，阿叔傳了《捍衛戰士》的廣告給我，而我正看完它，從電影院剛出來……」

三十六年後，雖相隔兩地，叔姪兩人的興趣還是超有默契啊！

其實，《捍衛戰士續集：獨行俠》熱映，已成了報紙影劇版、電視廣告、朋友間談話問候的焦點；看著、聽著的幾天後，先生忍不住跟我說：

「我好想去看《捍衛戰士》啊！」

「不可能！」的話我幾乎要衝出口時，猛地想起先生可能的反應：

「你就是這樣，反正我說什麼，你都說不行。」

我知道，前些時候他想吃泡麵、吃甜點，不想走路運動時，我都直接跟他說：「不行！」先生就會失望的回我這句話。

想起上回帶他去看007最後一集《生死交鋒》，他沒腿力走階梯，只好勉強坐在最前排。

結果，前排近距離的特大影像效果，讓我們兩個老花眼備感壓力，終場看得非常吃力，以致敗興而歸。

這次如果再去看，想要坐在中間區域，輕鬆的看，我們勢必要承受較大的考驗和風險。

先生雙腳雖然比一年前有力了，但是扶他走路時，還是會偏左，無法平衡，我不確定有沒有把握扶他上階梯。

再說電影院的階梯有斜度，我和先生的身高、體重有落差，扶著他步步抬高、使力登上階梯不是件容易的事！

不過，他想再去看電影，我也很想看啊！

我們兩人認識時，先生還在服預官役，一個月一萬多元的薪水，他全數寄給母親，所以他沒錢請我看電影，只會帶我爬不用花什麼錢的山。

結婚後，孩子來的早，倒是會找理由向婆婆告假去看了幾次一百塊、一次可看兩部的二輪電影。

散場後，就著舊城區，吃一碗意麵加滷蛋，就是我們初戀約會的幸福時光。

電視、錄影帶興起後，在家就可以看各類影片了，到電影院看電影的慾望不知何時竟消跡匿蹤了。

想想：熱映中的《捍衛戰士續集：獨行俠》，要自電影院下片再從電視播出，可能需要一段時間，先生想從大螢幕看電影的暢快欲求已如火苗竄起，要強行按壓眞於心不忍啊！

好吧！就去看吧！不去試，怎麼知道行不行？

就這樣，我和外傭帶著先生來到遠百的電影院，放好輪椅後就開始小心、吃力的拾階而上。

我們的位子約在十個階梯左右，忽然，先生一不留神，腳沒跨出去，眼看就要跌倒了；這時坐在右前方走道的一位先生，立刻飛身前來協助先生穩住步伐和就座。

這次位置適中，我們毫不吃力地欣賞電影，並隨著緊湊的劇情同步起伏；外傭雖看不懂中文，但聽她時而驚呼、時而遮臉掩目，我知道她也能從演員表情、場景、音效中融入觀賞。

電影結束了，觀眾紛紛離席，我想等大家散場後才移動；只見前方的那位先生遲遲未起身離去，正納悶時，他竟來到我們的座位，扶起了先生下階梯……。

啊！太意外！太感動了！原來這位張先生是等著要幫忙啊！

《阿凡達續集：水之道》上映了，也愛看電影的先生同學，推薦我們去看。

這次我沒有猶疑，很快的請兒子上網購票，然後興沖沖的載先生再度勇闖電影院。

我想：不用太擔心，一定會有貴人來幫忙！

哈，只是這次我們獨力完成；在座的盡是年輕人，他們視若無睹的，沒有感應到我們的需要！

最美的風景

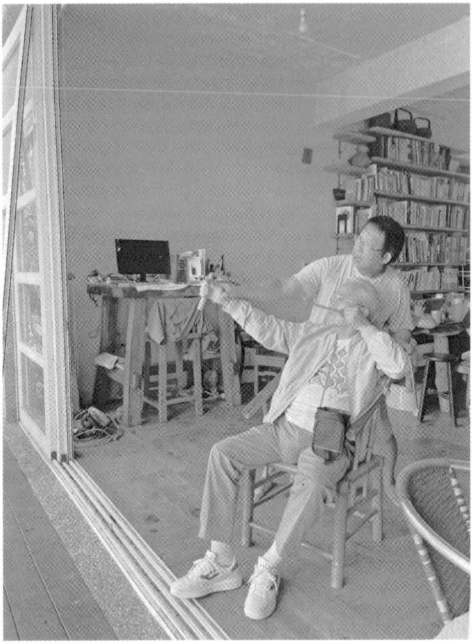

日本篇

春花三月，先生的公司分三梯次辦了員工日本旅遊，我們參加第二梯。這是先生發病三年後的第一次出國，我們很興奮、很期待。

但是，先生有能力出國嗎？他能自己上下飛機、遊覽車嗎？

我從先生最近能一步步的上下家裡的樓梯，能走上電影院的階梯，判斷他能在協助下做到；其他，再買個小型輪椅，再爲外傭辦理出入境相關手續，以順利帶她出國協助照護。

接著準備充足的五日生活盥洗衣物，我想就可以放心的出國散心吧！

這次員工遊覽地點是日本的京都和大阪，由公司全額負擔旅費；因應連假，公司鼓勵員工攜家帶眷出遊，所以景點特意安排適合親子共遊；如第四天就是大阪的華納影城一日遊，讓平時忙於工作的同仁，能有一個完整的家庭活動，大家盡情的放鬆身與心，再重新加滿油的回到工作崗位。

第二天的行程來到京都嵐山，我和先生自助旅行時已來過這裡三次了：第一次搭巴士來，後來懂得坐嵐山小火車來。

不因疫情影響，如詩如畫的渡月橋依然靜跨在桂川上，橋下遊船幾乎溢滿，不輸給穿梭在街巷的如水人潮。

這次，我們選擇坐以前不好意思坐的人力車逛嵐山；

帥哥車伕載我們經過一個個熟悉的知名景點和特產名店，如：竹林小路依舊清幽靜美，糯米烤餅仍然香氣引人；

但我的最美風景記憶，還是停留在那個人、那件事。

多年前第一次到嵐山，巷弄的天地好豐美，吃的、穿的、用的，濃濃的江戶氣息牢牢地抓住我們的嘴、腳與荷包，就這樣的忘了時間，也忘了回旅店的路。

我和先生只記得渡月橋，也許那附近有公車站吧？

只不過橋的兩邊都有公車站牌，回京都市區，是在左邊站牌等，還是右邊的呢？

正在左右爲難的時候，剛好一位日本人經過，就尷尬的操著不流利的英語向他問路。

這位穿著西裝，看起來像上班族的年輕人，問清楚我的旅店住址後，馬上帶領我和先生到渡月橋橋頭的對面等車，然後鞠個躬，又站回我們原來的位置。

一會兒，年輕人的公車來了，不知怎地，他竟然沒上車；接著，我們方向的巴士來了，我和先生陸續上車後，才看到他向前移動腳步。

啊！我們恍然大悟了！原來這位日本人故意等在對面，等確認我們都順利上車後他才離開。

這是我們在嵐山看到、領受到最美的風景，自然、不宣張的守護姿態一直感動我們到現在！

第三天上午，第二梯次的員工們一起去參觀大阪城；一下遊覽車，公司有位帥哥已推著輪椅等在出口，準備接先生下車。一路上，他總走在身旁，路面坡度大時，他會順手幫忙推輪椅，真是個體貼的年輕人；他說：

「我到公司上班的第一天，一大早就來到公司門口準備報到；沒想到陳總親自幫我開門，他是公司裡我第一位認識的人！」

能有這樣熱心、真誠的員工，真是我們的福氣；

而這樣主動表現關懷的身影，與這大阪城熟悉的景點，勾起我回憶曾來過這裡的溫馨。

記得第一次去看大阪城是坐公車去的；遊覽過大阪城，想嘗試坐地下鐵回到梅田旅館時，因爲沒坐過，看不懂交錯的地下鐵地圖，正在煩惱時，剛好有兩位國中生經過，就用英語向他們問路。沒想到他們聽不懂，竟用日語回答我們，當然我也聽不懂。

接著他們兩人交頭接耳後，指指他們自己，再比比地下鐵說：

「豆若！」

哇！原來兩位年輕孩子要陪我們坐地下鐵；

因爲回梅田，在中途必須換車，但是語言不通說不清楚，又擔心我們這外國人迷航，所以決定直接帶我們坐、換車回去。

有他們的協助，我和先生終於回到、並走出交通複雜的梅田第二車站。

爲了感謝兩位大孩子熱心和親自帶路，我們進一家雅致的咖啡屋，先生請他們喝最想喝的飲料和甜點，他們興奮的笑開了，直說：

「阿里嘎多勾扎一媽司！」

日本旅遊第四天，員工們去闖華納影城，我們選擇租車自由行。沒想到，司機帥哥大有來頭，竟然是日本旅行社方老闆的長公子親自來服務。

我想去萬博紀念公園、中之島的安藤忠雄兒童圖書館等景點，他則建議晚餐在曾接待二十位高峰領袖的餐廳享用懷石料理。

路上，他談到在日本創業的辛苦與成就，他說：

「爸爸年輕時就離開台灣來日本創業，當初人生地不熟，吃了不少苦，還好咬牙撐過來了；目前家族事業跨足旅遊與飯店業，爸爸已是台日海外、政商界的知名人物……。」

這位小老闆，也是區域青商會會長；

他從小到大，跨國式的成長與學習路徑，很能代表事業有成的企業家、用心栽培接班人的模式，那就是：

1.小學萌芽時期，被送回台灣學習母語和奠基本土文化；

2.國、高中階段，在美國留學，培養置身高層社會語文與國際視野所需的能力；

3.大學階段，再回到日本精進日語與文化，準備成爲接班人。

這位幸運的年輕人，能順利接軌不同風格及跳躍式的教育與文化，如此自然成熟的性格、與寬廣的家教眼光息息相關吧！

他還說：

「我和爸爸最喜歡接待我們台灣來的同胞。」

他們全家人仍定期回台灣，念念不忘自己是台灣人；這種不忘本的情操，最讓我和先生感佩！

那夜晚餐，我們又從餐廳的暖鞋、二話不說的抬起先生和輪椅上和室，老闆親自笑容迎送等接待細節，一一見識到：有前瞻眼光、有搭接向上向善鷹架，能孕育與展現人文關懷，盡是第一代間接傳遞給第二代的智慧。

環島篇

我和先生都有一個心願，就是走路去環島，可是現在先生不良於行，那麼就換我開車載他去環島，行不行？

遠在台東的好朋友說：

「當然行，日本有位九十幾歲的阿嬤開車趴趴走，你才七十三歲，算年輕啊！」

他建議我設幾個點停駐，放行李；再進行小據點內的遊覽，這樣比較輕鬆。

剛好日文老師去埃及旅行，在擇期不如撞期、天時地利人和的四月中旬，我載著先生、外傭出發環島訪友了！

第一站，要去拜訪生活課程夥伴67老師；

她是一位談起孩子、引導起課程，會眉開眼笑、全身發光的可愛老師，她在嘉義的坪林國小服務。

第一次開車、出長程遠門的那個星期，我陸續準備著先生的行李，我的記事簿裡列著他要穿、用、吃的種種物品，整整一大箱；

我自己的就採輕便容易換洗爲主，漂亮的衣物對我來說已不是最在意的事了！

兩個鐘頭不到，我們就來到67老師的學校；

高聳有氣派的中廊穿堂如巨人般俯瞰著我們，而許久不見的67老師，一身典雅秀氣的出來迎接。

我收起導航的手機準備放入隨身包包時，但找遍了車內，卻不見包包的蹤影。

啊！糟糕，昨晚我改變常放的位置，它現在還躺在家裡呢！

67老師說：

「校長別急，別擔心，我有信用卡、證件，通通都可以借你喔！」

先生在如林的桃花心木群、碧草如茵的校園走一段如童年的路；67老師的孩子們也來到跟前嘻哈笑問與跳躍。

午餐時分在校長室品嘗戰國時期的烤餅和香椿水餃，同時等著我的包包坐著計程車從新竹送達。

下午，學生要上第一節課時，我的藍色背包正好抵達。

只見司機朋友一身家居便服、開著白色自家轎車、踩著涼鞋出現了！啊！原來司機朋友今天休假，特別為我友情宅急便呢！

67老師與孩子的探索課程堂堂深入精采，這次他們要藉由校園常見的松鼠，連結校園與社區的人事物，她說：

「生命總是會被另一個燦爛生命所吸引，就如同每一次相遇，我總是可以從校長的言談、傾聽或回饋中打開自己的視野。

如果我能像自己所期待那般，讓孩子成為自己生命中的英雄，我想我打造的應該是超人變身的電話亭，而校長一直是我溫暖的陽光。」

離開67老師，我們往高雄六龜的新威國小前進；下交流道時，導航居然引我開入一條盡是砂石車忙碌進出的河川鄉路；路上砂石場一家接著一家，好像有上百家，眞嚇人哪！哪來那麼多砂石啊！我好想停車去看個究竟，可是飛砂多如煙霧，出門才洗好的車子已經裹上一層黑灰，如果我下去探個究竟，回來會不會變成黑炭人呢？還是趕快逃離吧！

一進新威國小，除了六棵粉柔的花旗木亮眼吸睛外，就是立在停車場旁，像巨人般的桃花心木。

我迫不急待地想跟大樹拍照，下午要相聚的容澄老師說：

「校長別急，操場邊還有一棵巨無霸呢！」

真的，一棵更高、更壯的吉貝木棉樹就在內庭矗立著；聽說有六十歲了，是鎮校大樹，也是校內藝術課程的發想處。

有一年，畢業的孩子們必須爬上大樹才能領到畢業證書，他們內心也同時謝謝大樹陪伴他們成長六年，那樣的情景，光想像就覺得壯哉、趣味橫生，也深有意義。

大樹立根土地、挺拔天際之英姿，正是生命教育的活教材；我欣賞這所百年老校保留老樹、升旗臺等老時光見證物，可以佐證、傳遞著校史人文；

可惜不少老學校，不懂留住老東西的意義與價值，幾年就翻新校園與建物、或砍老樹等作風，切斷了校友、孩子們與往日的眞實連結；不知棒棒呵護能豐厚孩子生命底蘊之老時光見證物，眞是可惜啊！

這位睽違將近二十年的教育夥伴，我們當年攜手寫校歌：我寫歌詞，她譜曲，一起合作完成了創校美事；

而且她和音樂系同學，更錄製了全民唱校歌影片以宣揚創校夢想精神。

他們以詼諧逗趣的造型、搭配獨特的校園場景，唱著輕快旋律，歌詞不八股的校歌，果眞轟動全校，帶動了人人會唱、喜歡唱校歌的風潮。

環島第二天，今天有兩個小型同學會：一個是先生和台北工專高雄的同學聚會，一個是我和師專現居住在高雄的同學會。

的確，大家都老了，不是自己有些狀況，需要家人照顧；就是家人有狀況，需要自己來照顧。

不過，記憶不老，台北工專的同學會，聊天焦點還是自己的理工本行，畢業後的工作與發展等等；

而我們師尊同學聊的，大多是家庭與兒孫等，沒談教育本行的前塵往事。

哎呀，男、女生眞是有別呀！

第三天，師專男生班、現已從律師界退休的楊同學，今天特別休庭要帶我們暢遊高雄，紮紮實實、吃喝玩樂一整天。

他帶我們參觀港口、駁二藝術區、坐輕軌、參觀台塑王氏昆仲公園，晚上更招待享用道地的澎湖料理。

問他甚麼時候開始準備轉換跑道，往法律界發展？

他說，他們男生班幾乎從進師專第一天起就定位準備了。

聽到這樣的回答，嚇我一大跳啊！

他說，小時候很窮，雖然他成績好，但是並沒有要升學的打算。

有一天，鄉公所來拜託他爸爸，借他充人數去參加全縣初中考試，沒想到他竟然名列前茅的光耀鄉里！

接著，他就取得繼續升學的門票，並透過師專的途徑得以潛隱自我進修，最終投身法律界，取得優渥的薪資。

啊！五年的師專日子，的確是我們十六、七歲大孩子的黃金時光：

男生班的同學，志在遠方，幾乎趁此時光練捧金碗公的功夫；女生班的同學順服的以當小學老師就很好、心無二念的練捧鐵碗公的功夫；

男生班練捧金碗公，又要兼顧教育學科，想必蠟燭兩頭燒吧？女生班練捧鐵碗公，個個自自然然且輕鬆，閒暇時遊大山大水，心無懸念的過著靜好日子呢！

接下來第九、十天的行程，我和先生來到花東地區，我載他去看山、聽海，

如：那一座佇立在南迴驛站、大武之心前波堤上的創作，好似邀我敞開雙臂向山、向海、向自己、向親愛的人許以一生一世的相守相護；

那一顆落在太麻里沙灘上的藍寶石，點點澄藍明淨，猶似引我心靈淨化於此，任它潮進潮退依然如斯；

那一尾停留在長濱海岸上的大鯨魚，安詳靜寧的擺首搖尾，好似邀我共迎美麗晨曦……

是兩位故友促成我決定開車來環島的：

一位是還在教育界服務的正文老師，一位是倚山靠海種稻、創作的黃大師。

年輕的正文是生活課程輔導團的元老，服務與影響的幅員廣至全國，是很多老師的好朋友。

他教我這個老老朋友，選兩個定點上山下海的遊台東，所以，我能在兩天內追尋了美美的公共藝術，博得他稱讚：

「校長比年輕人還年輕喔！」

黃大師從風城移居來當台東人，從此我們才有福氣吃到Q香的猴子米。

爲什麼叫猴子米呢？

因爲他的七張田，除了擔心颱風外，從秧苗開始茁長到收割前，每天都有猴家族、山豬和其他野生動物來嬉鬧巡田搶食。

尤其在收割前一個月，一天將近要十四個小時戒備；平時他和猴家族每天比早起晚睡，比耐力持久，更比智力；他必須拿出以前作自然野趣的功夫，設觀察哨、丟石頭、作彈弓、繪紀錄表等，就是想降低災害增加收成。

他掛保證的說：

「我的猴子米是野生動物踩踏、巡邏認證過的：有猴子、山豬、山羊、野兔、山羌、白鼻心、松鼠等族繁不及備載，Q彈好吃又營養……」

台東的這兩位一文一武朋友，都是有情、有趣的人哪！

在花蓮山城，我有較多的同學定居在這裡。

今天，有一位特從宜蘭來相會，一位邀我在玉里自家農場住一晚。

山城的同學生活多調；或捏陶自娛，或不忘初衷的去當志工輔導孩子課業，或在家照顧高齡慈母，或擁有較多自我時、空間的去看山水等；

難得遠來相聚，不免細數起身旁同學的種種，同學也大氣的抬槓回敬。

眞的，歲月已無青澀靦腆，像今日這樣的促膝、圍桌拌嘴，能再有幾回？

我還有位氣質優雅的同學，住在花東縱谷中的玉里，兩公頃偌大的農場裡，已逝的先生爲她種下了林林總總可觀賞、可食用的花木。

忘不了她家的芭樂，香白脆甜，咬一口，喀擦一聲，如美魔音穿腦至今仍難忘；

忘不了，她帶我們去看、去聽連家百年前翻山越嶺來後山開墾的故事；

忘不了，我們倆圍抱、觸摸加起來近兩千歲大樟樹的讚嘆與歡欣；

人的生命何等短淺，在大樹下，我們自然謙卑。連先生說：「我八十歲了，人家問我怎麼這麼健康快樂？我認爲是我家大樟樹的功勞；

當初分配祖產時，我爸爸抽中古厝，到我這一代，被我抽中。有人建議我賣古厝或改建，一定能賺大錢；

但是錢對我來說不那麼重要了，古厝和院子裡八棵超過千年的大樹才重要；它們啟發我讚頌生命，是重要的歷史資產，我要和社會共享啊！」

最後兩天的行程，我要回到多雨的故鄉宜蘭；我在這裡讀小學和初中，想去看看，別來無恙否？

但是，要回到故鄉，我必須經過蘇花公路；這條公路我並不陌生，師專讀五年，每年放寒暑假，我一年最少要坐著公路局的汽車，走過她四回。

我沒有坐滿二十回，因爲兩次遇上強烈颱風，蘇花公路癱了，一次改走梨山線接中橫；一次，所有的北、中橫公路都中斷了，家人集資給我第一次搭飛機去學校。

當時北部人到花蓮，大多搭公路局的汽車進山城，一天固定有上、下午兩個時段，我們學生大多搭上午時段。

我隨學長一大早搭火車到蘇澳，再走路到公路局，這時已人聲鼎沸；準備開往山城的公路局汽車、私人汽、貨車、摩托車紛紛依序沿路定位排隊；

乘客有：像我們是學生的、去做生意的、返鄉的、觀光的、公務出差的；

有人或去排隊搶坐前座避免暈車，有人趕在開車前在附近小吃店吃早餐；

有人就路邊聊天等待，就等開車時刻一到，在公路局巴士領軍下，浩浩蕩蕩，如大蟒蛇般緩緩攀上蘇花大山岩，並時時不懼陡峭危岩的臨近太平洋，似乎要與海底蛟龍一較高低。

當然，近三個小時的搖晃，臉、衣服、甚至鼻孔污黑外，對我這個會暈車的人來說，眞是苦刑；

吃了暈車藥時是整路睡得難過，不吃時，必也整路吐到虛脫。不會暈車的人總說蘇花公路有多美，好像在坐慢速的雲霄飛車；

相對的，我雖然常常想回家，但我好怕走蘇花。而中橫、南橫雖不必臨海聽濤，但山路蜿蜒、路更長更遠，一趟坐下來，也是魂飛魄散的奄奄一息啊！

這次，我自己開車回鄉走蘇花，沒有暈車，卻若有所失；截彎取直的蘇花改已避開危險路段，並縮短了距離，竟讓我淪爲匆忙路客，悵然的無浪漫返鄉情懷啊！

來到家鄉門前的蘇澳，先生的高工學生約我們去東澳粉鳥林漁港用餐。我喜出望外的連呼不可思議，因爲那會是我的想望安排景點，沒想到今天意外的水到渠成實現。
我們和所有遊客一樣，慕名來這小巧如半月的漁港，來吃阿滿小吃店新鮮現撈的魚料理，也來就近下到粉藍色的神祕海灘上玩。
這位學生跟我們特別有緣；除了是同鄉，我回娘家必來他家作客外，我們和他的父母很投緣，總能享受到大哥大姊關愛弟妹般的溫情。
他們家種的菜、養的雞、做的醃製品，林林總總送了一整箱，甚至中秋節必親送自家做的蛋黃酥來，眞是情深義重啊！
回小學和初中母校是我此行最終目的；感謝現爲高中學校的學務主任親切導覽，讓我有機會帶先生概覽少女時代的學習園地。
雖然女中學校已有改建，但當年我們最愛的圖書館──小白宮還在，外表也沒變，且轉身爲校史館；

而各教室長廊仍如記憶筆直相接，往昔課餘穿梭、聊天的喧嘩身影猶浮眼前；

內庭草皮依舊碧翠如茵，主任還說，年度盛事—藍衫女孩的土風舞比賽，85年來，還繼續在這片綠地上舉辦與傳承。

畢業五十七載，還能重回母校，還能看到當年的時光代表物，還能聽到仍在舉行的青春舞情，眞是開心哪！

接著我轉往小學；誰知整個學校改建的面目全非，遍尋不著有表徵百年老校的蹤跡；

行政人員且不耐回應我這校友詢問，淡漠敷衍如此，我終能明白老校何以會消失在校友的記憶中。

馬祖篇

八月中旬，小姨丈邀我們趁他民宿有空檔時間，遊馬祖芹壁、跳島探訪五十一年前先生服役的東莒。

我們又懷著擇期不如撞期的難得巧意，開心的把握當下，飄洋過海去了！

有了三月日本行的經驗，先生能在我和外傭的協助下，走一段空橋進機艙。

抵達北竿機場後，更有航務員直接推輪椅進機艙接先生，免除他走空橋的吃力與不便。

看到小阿姨、小姨丈來接機時，心裡忍不住激動與興奮。

他們在北竿芹壁經營民宿的奇遇故事和帶動當地民宿觀光蓬勃發展等壯舉，都是我和先生想親眼見證的美事。

啊！芹壁村眞的好美，保留完整的閩東建築，集中偎依在一彎東海。

不遠處的烏龜島，神來一浮的現蹤在小阿姨的愛琴海民宿前。數條往上、往下的石階邊、裡，有自在風格的民宿等你；順著小阿姨無私的紅綠植栽引導，在每家石頭屋前探頭探腦，在每條曲徑走繞，眞有歐洲小鎭的fu哪！

而牆上刻意留存的當年精神標語，提示這裡曾是反攻的最前線，現在反成爲美拍、憶從前的焦點。

此行的重點，是尋找追憶先生在東莒服役一年的飛鴻足跡；地陪夫婦兩天輪流陪我們就可能的營區走尋，只是先生的記憶已遙遠模糊了，何況當時幾乎都守在砲台下的陣地、壕溝裡，在戰事緊張需全神貫注的氛圍下，外面環境如何，其實是不會也不必要清楚的。

東莒在新時代巨輪推動中，曾是包袱的處處戰地風貌，如今正轉身爲獨一無二的旅遊祕境，也是有情人憶難忘的有根、有故事的所在。

因陽光教育和小阿姨賢伉儷有了關係的連結，又因爲他們推廣種子盆栽藝術，彼此關係延續到我轉換學校服務到退休。

每年春節，我與陽光老夥伴會相約在小阿姨家歡聚。

享受著滿桌拿手菜餚、聽著精彩創業故事；

掬著滿臉關愛笑靨，處在雅致藝術之家等時刻，都是我照護先生的滋補蜜汁。

這次飄洋、跳島，擁有四天三夜VIP級款待，讓我更體會友情的歡愉與珍貴，更明白人與人的相處，貴在眞誠互動與無爲分享。

來不及穿的旗袍

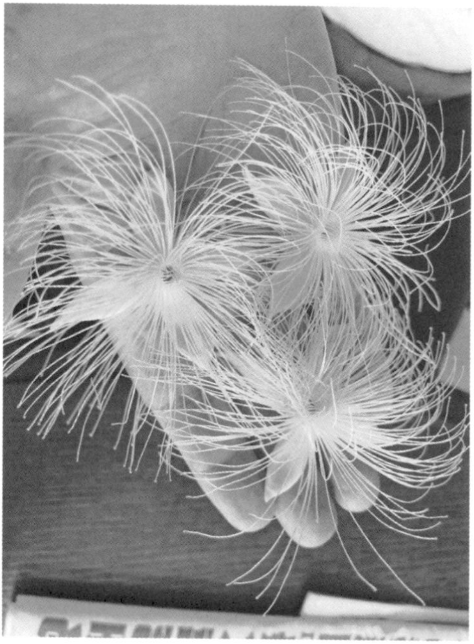

有一件「遺憾」的事，我椎心肝了三十年；有一句「對不起」的話，我耽擱、錯失了將近六十年！

愛聽戲台上的鑼鼓響亮，愛看王寶釧、薛平貴歌仔戲裡的磨難堅貞，阮阿母從小漁村嫁來有溫泉的小鄉鎮。

怎知，戲久久才看一次，倒是常常被阿嬤關在小房子裡，煮飯時間才放她出來：
阿嬤認為阿母好看，出去，危險！
阿母三十二歲就守寡，背了不知怎麼來的債，還要養三個稚幼小孩；
必須拋頭露面養家的重擔，壓過阿嬤禁出房門的禁令；
阿母怎麼跨出第一步？她淡淡的說：
「就在牆角哭一哭，哭散了，就認命了。」

其實是抗命吧！
三年後我來到阿母的黑白人生，如何餵養這多出來的一張嘴和阻絕鄰居的蜚言流語，阿母決定把我送給別人家養。
二姊是我們家最漂亮，也是最愛漂亮的小孩；她聽人家說：

「當養女比去當幫傭好，不僅不用做家事，還可以穿流行的三大露（涼鞋）。」

所以，當要來收養我的人家坐著三輪車出現，車子還沒停穩時，她立馬衝出、坐上說：

「我啦，就是我啦！」

阿母回手拉她下來說：

「見笑，你秀佇要去七桃喔！」

我很愛哭，也很會哭，哭聲宏亮、綿長少間歇；前後收養過我的人家嫌我如鬼音穿腦，讓他們心浮氣躁，阿母則跟他們說我氣長，是唱歌仔戲的料；只是人家不是歌仔戲班。

哭功，讓我免於當養女的命運，我後來才有四十年跟著母親

「爲女子者弱，爲母則強」的濡沫。

讀小學前，我都跟著阿母在帝君廟旁的小店賣金紙和冰水；阿母苗條清瘦，天生頭髮微捲、夾著一枚普通扁長髮夾，穿著簡單樣式的上衣配著布裙，還是能奪人眼目。

那時，哥哥在鄉公所當臨時員，兩位姊姊去上學，只有我跟前跟後的看阿母做生意。

廟會時進香的人很多，我們家小店也擠滿買香、買金紙、買冰水的客人。

這個時候，阿母會把我放上閣樓小窗看來往人潮；那是我輕鬆看阿母做事，不用跺腳、不情不願做家事的閒閒時光。

小學起，我開始了體能訓練，參與了阿母的堅強。

阿母為償還債務，開始找著、打著各種零工，我是繼大姊之後她身邊的另一助手。

我們有時挨家挨戶去賣當季的水果，像宜蘭的土芭樂、桃子、李子等，我幫忙拿秤、收錢，也會像客人那樣挑水果來吃，阿母輕笑念我：

「我賺的，攏予你呷料去！」

阿母也幫人家洗衣服；

我上學前、放學後，負責去拿髒衣服，送回乾淨衣服；再大一點，加入在田邊水窪洗衣服，竹籬笆曬衣服行列。

阿母一定會去得子口溪邊、五峰旗瀑布附近撿乾芒萁，我玩著阿母爲我摺的芒草雞作伴，不久，再進階到能挑個小柴擔。

過年過節，阿母要走村莊收鴨毛，最遠的地方是十公里外她的漁村娘家。

阿母另一角色是資源回收婦，鴨毛、雞毛、玻璃罐等堆塞了滿屋簷，全家人怨她做這個蓬頭垢面、身體總有雜味的零工；她幽幽的說：

「棚頂做甲流汗，棚跤嫌甲流瀾。」

幫阿母帶別人家的小孩，是我從小學到初中的主要任務；小孩的媽媽在電池廠當接線員。每天上學前，我走約兩公里的路揹回小孩，放學後再揹去給小孩的媽媽；

如果小孩的媽媽那天要值夜，我就夜睡在值夜室的木板上，第二天清晨再揹著小孩回我家。

路上，背上小孩吃著她媽媽給她的饅頭，我不由得要跟他搶幾口來嚐嚐，因爲，我的肚子也餓了！

那天上學我一定會遲到，又餓著肚子！如果第四節課，鐵心的和尚老師又出了兩面黑板的數學應用題——我的弱項，等我寫完必已是午休時間了。

我昏頭昏腦的來到運動場的階梯，在學校當工友的二姊已回家拿了便當等在這裡。

我肌腸轆轆的掀開看後，頓時哭叫、推開不吃：

「又是麥阿飯，至少要有菜脯蛋啊！」

二姊沒好氣的說：

「沒菜沒飯了，阿母特別做給你吃，你个嫌？」

我在委屈淚水中吃著那一餐，我好氣這個散赤阿母啊！

是的，我好氣阿母！我認爲姊妹中她最不愛我，最不疼我，總是叫我做這個做那個。

爲什麼不叫姐姐或妹妹？阿母說妹妹小、姊姊要工作，可是我也要讀書啊！

初三下學期，我在家事分擔和課業自修中打轉，其實心底有座小火山已醞蓄多時的等待爆發。

終於，那天來了！

清晨，我揹回小孩給阿母，準備走路去搭火車上學時竟然下起了大雨，阿母隨手拿了雨傘給我，我說：

「風雨那麼大，雨傘會被吹走。」

阿母東翻西找，終於從放穀糠的牆角，搜出一件縐巴巴又沾著穀糠的雨衣要我穿上；

我非常生氣的把它丟回去，大叫：

「這樣垃儳的雨衣，誰敢穿？」

我哭著抓起傘，跑入風雨中；委屈的心緒驅動著不被愛的淚水，它們如天幕垂落在我上學的鐵支路上：

「我又不是乞丐，穿著那樣邋遢的雨衣眞見笑……，阿母攏沒惜我！」

也許，我該去流浪；我這個不該被生下來的小孩，阿母以爲我還蒙在鼓裡。

但是她知道嗎？隔壁阿嬸曾在巷口指著一個正走過來的矮胖中年人對我說：

「恁老爸來了，恁老爸來了！」

而且，阿母會跟哥哥、姐姐們說他們的歐多桑如何如何，卻從沒跟我說過我的歐多桑如何如何。

我聽、我想，此事定有蹊蹺！

來到我準備報考師專時，哥哥帶我去戶政事務所將碧「蝦」改回碧「霞」時，我瞥見了戶口名簿裡我的父親欄是「父不詳」；那瞬間，我了然，也淡定了。

我沒有離家出走！

傍晚時分，如往常從鐵支路轉入住家前的泥土路時，突然幾個黑影貼近，一個聲音說：

「今天警察有來你家喔！聽說你自殺了，你阿母哭到昏過去囉！」

說話的是隔壁的阿水，他率死黨等在路口充當報馬仔。早上的負氣未消，我還懷抱著跟阿母的衝突：

「我阿母哭了？我不相信。」

我沒好氣地回應，而死黨們逕自揣測和嘻笑。

轉進家門，全家人居然都在中堂，或坐或站，氣氛靜肅怪異，連隔壁的阿嬸也來門口相覷不語。

一會兒，看熱鬧的散了，沒有人談起自殺的事，大哥向我招手說：「來吃飯吧！」

還是藏不住那烏龍事件；

幾天後，姊姊們相繼跟我說起自殺的事，我才約略知曉那謠傳，也才恍然爲何訓導主任第一節課時出現在我們班走廊上，她的視線並在捕捉我的眼神。

那是九點前，兩位警察來家裡通知：

有位跟我同名、住址也是大義村的女學生在瑞芳做了我只會想但不敢做的自殺事；

阿母一聽，立卽哭倒在地：

「攏是我害せ啦，阮兩個爲穿雨衣發脾氣，她一定是按呢想不開……」

有人建議打電話向學校求證；

學校回報我正端坐在教室裡，阿母才起身擦乾眼淚，轉身吩咐兄姊不要向我提起這同名不同姓、不同鄉女孩的青春悲事。

那個星期六早上，我揹著小孩經過對面阿鳳家，突然被她阿母叫進去；她一反虎霸母形象，臉上浮現我從沒見過的溫柔線條：

「前天恁阿母以爲你自殺死了，哭倒在地，她氣自己連一件雨衣都買不起，害你在同學前沒面子。

其實，恁阿母省吃儉用已經夠辛苦、夠可憐了，你毋通不孝啊！」

這番叫我要孝順阿母的話，從會追著小孩罵、打的虎霸母鄰居嘴裡說出來，眞是一大反差啊！

我想起前不久，我戴著新草笠從她家過，她叫我進去把新草笠給她，我不肯，阿鳳阿母竟說：

「恁是散赤人，哪買得起新草笠，所以，這一定是我家的。」

這樣仗勢欺人的鄰居，今天竟然跌破眼鏡的跟我說著阿母的好和辛苦，我可是阿母的查某囝，居然無感阿母日常的疼惜。

我回想枕在阿母的手臂學唱〈雨夜花〉、〈水蓮花〉的小憩時刻；

回想隨她上山下海練來的三鐵體能，

回想走十公里路、肩挑著收來的濕鴨毛，還不忘牽著我的小手的阿母……

「阿母啊，對不起！我太任性、太虛榮心了！」

可是這句話，我只在心底盤旋，終究沒有說出口！

我辜負了家人的期待，師專一畢業就結婚了！

畢業典禮那天，大姊帶阿母來山城參加我的畢業典禮，並想帶我一起返鄉；但我執意去南部同學家，其實是去會男朋友。

急於翻越規矩框架的青春，如何讀得懂當時阿母和大姊無言離去的背影？怎能明白兩位母親失落卻無盡包容的心？

結婚後有了家庭與子女，尤其和客家婆婆相處的磨合，我漸漸體會與懷念阿母靜默養育、不善言表的身教意義：

她吃苦，不說苦，她受委屈，不表委屈；她愛漂亮，也甘於藏華：一抹淺淺的笑靨，迷濛的雙眼，任誰也看得出：她的氣質天生。

我們家經濟好轉後，姊妹們會剪布給阿母做她渴望穿的旗袍。我們輪流買質料不錯，花色高雅的布料，再由小鎮裁縫師傅製做改良式旗袍。

阿母雖因長年操勞裡外，身軀微僂瘦削，穿起旗袍竟有股秀逸的古典味，讓她彷彿置身在有頭有臉的人家。

自此，她穿旗袍來謝謝我的客家婆婆教導，穿旗袍去蘭陽傳藝中心看歌仔戲，穿旗袍去小鎮看醫生，穿旗袍去……，穿旗袍過她自覺滿足的日子，她說：

「我死的那天，記得幫我穿旗袍喔！」

七十七歲那年，阿母因心臟不舒服住進地方醫院，不知怎地轉為腸阻塞，進而破裂，造成嚴重腹膜炎住進了長庚的加護病房。

輪到我進醫院守顧阿母的那天，她一臉憔悴，嘴裡插著管，僅著一單薄加護病房衣服下，皮包骨的身軀遮也遮不住。

我握著阿母的手說著安慰話，她睜開眼睛看看我，再用她的右食指敲著我的左手臂，然後指著門口，就這樣來回幾次。

「阿母，我知道你想回家，你希望我帶你回家，可是我不敢做主啊！」

阿母聽我講著要忍耐、配合醫師治療不痛不癢的話後，默然別過頭去，不再看我了！

阿母以病危告訴我們：她眞的想回家了！

我火速向學校請假，驅車狂駛在剛剛阿母走過的北宜公路上；熟悉的北勢溪、九彎十八拐、蘭陽平原模糊了；

淸晰的是，一位平凡母親的圖像：早就預知女孩能唱，終得縣賽第一名時她的一朵微笑；爲誰可去市場賒菜時她的抱歉眼神，爲自殺烏龍事件她的哭喊，爲女兒執意當客家媳婦必嘗磨練時她的疼惜不捨；

還有還有，她在溪邊撿木柴順便偷折護坡生鏽鐵條，怕被人發現的倉皇四望眼神；還有吞忍收了濕鴨毛訂金卻轉賣給別人的親戚嘴臉，還有渴望從病房脫身的無助……。

晚了，晚了，阿母在回家的路上已往生了！

我衝向棺木跪別阿母，一眼瞥見她的穿著時，禁不住抱著她痛哭。

「不要哭，否則阿母無法離開！」姊妹、嫂嫂流著眼淚勸著。

我怎能不哭？這位穿著類清朝長服、臃腫冷白的人怎會是我的阿母？

「不是說好要給阿母穿最喜歡的旗袍，粧水水的離開嗎？」
「因爲阿母的身體在回家路上已僵硬了，旗袍穿不上。」
「等做七時再燒給她，一樣可以啦！」
一樣嗎？完好旗袍穿在還有體溫的阿母身上，跟燒成灰燼飄散尋找阿母亡魂，有一樣嗎？

阿母和她自己、我們和阿母好好告別，可以因爲突然和匆匆就不一樣嗎？

那件「來不及給阿母穿旗袍」的終身遺憾事，我椎心肝了三十年；那句「阿母，對不起」的話，我耽擱、錯失了將近六十年！

三十年後，我在照顧先生的復健歷程中，醒覺與感恩那些幼小時光，阿母是如何有先見之明的引導我、訓練我成爲堅強與勇敢的人；

我更從阿母與病魔對抗、照護、辭世等過程中，體悟自主性、全方位思維的重要。

是的，不要再有遺憾！

感謝阿母一生的養育示範和啟發，我告訴自己：

凡事盡力、盡心，「有事」，就聽自己或先生的心吧！

簡單的事 一直做

先生愛說的一句話是：

「複雜的事簡單做，簡單的事一直做。」

這是他創業、生活的座右銘，現在我拿來激勵他，鼓舞我自己的生活態度。

先生發病前，每天清晨四點半左右起床，七點左右離家去公司；這段時間裡的主要事情是爲我們全家準備豐富多樣的水果；

他邊削著七、八樣的水果，邊把自己的分吃完，再一一爲我和兩位媳婦的水果裝盒。

我的份留在餐桌上，媳婦的份直接帶去公司給他們。這樣細微、關懷的動作，日復一日，幾乎全年無休。

說來大家也許不相信；

我和先生認識不到半年，竟以彷彿相處多年的直覺，毅然簡潔的織起婚姻的帳屋；

我自己寫著我們兩人一生的信約，腦中浮映著：吃麵時會將我髮絲輕夾雙耳、走在馬路上一定護衛左側並溫柔牽著我手的先生……，這位自然流露貼心呵護肢體語言的人，我覺察到：他愛我必遠甚於我愛他的氣質。

剛離開師專校園的我，決定直接跳過緩緩談戀愛的時光，果敢的收起青春的情懷，與他白手起家，一起去見證與體驗師專導師所說的：

「婚姻生活惟敬與愛。」

先生從職校老師角色，後續投入不同職場歷練，最後創立自己的事業。

場域雖有不同，接觸的人事物已非昔比，但是，他都以家爲核心的向外畫起一圈圈的同心圓；

絕不因他的角色更迭或崛升，他總是會回家吃晚餐，不帶菸、酒味！

我喜歡教育工作！

有一年參與全國教學巡迴輔導，每周結束後，回家的車站出口，先生必手持鮮花迎接；

獻花表殷勤的行動，也跟我轉換學校，隨著我年紀增長，花朵數量也大大增加到三百朵，還要勞動學校伙伴拆窗才能進入。

自從騎機車被撞，車禍後，先生爲我買了有鐵殼保護的汽車，幾乎每換一所學校就換一部車：從迷你小車、福特、福斯金龜車、BNW到賓士，都是他直率表露的愛相隨。

我明白他依然信守「不再讓我擠沙丁魚火車回娘家」窘況的諾言，所以，因著他由低至高的打拼成就，呵護我上下班的工具也同時升級；

他總會說：「我的就是你的，你的還是你的。」

先生理解我要形塑「以孩子爲主、教師爲重、行政爲懷的學校制度與文化，必須要具有校長高度的抱負」，因此，他支持我從單一的教學轉入多元的行政；

怎知，我竟迎來將近十年不合理的人爲磨難與試煉。

最後如果不是先生勇闖行政官門大聲斥喝討公道，我可能一輩子屈於現實，只會哀哀抱著理想自嘆自艾！

感謝先生臨門一腳，我終能勇闖締造我的夢想桃花源！

從海的學校、新設學校到百年老校，先生總在身旁靜靜守護：缺人力時來當志工，贊助我買書給老師共讀，買好吃糖果和玩具給來校長室的孩子，出錢請魔術家、甩陀螺阿公來學校表演等；

我像他一樣，理想和工作放在核心圈與同心圓，而不是放在無謂的人事應酬。

所以，我會盡妻子角色做完飯菜再出門，或簡單致意後就回家，或直接婉拒沒參加。

面對複雜的人間事，我們都懂得化爲簡單的「敬」與「愛」兩個字，然後攜手日復一日的身體力行！

現在，先生走上病痛、醫治與復健之路，我發現再用他曾講過「複雜的事簡單做，簡單的事一直做」的話鼓舞他時，很能幫助他點亮、撥清迷霧般困頓的腦，他就會從失神、沒勁、無方向中完成我希望他做或參與的事；例如：

● 抬腳很簡單；右腳抬十下，右腳就強壯十下，累了，再換左腳；你做，我也會跟著你一起做。

● 繞餐桌走路很簡單，只有八十步（現在只要六十步），二分鐘左右；計時器響了，時間就到了。體力好，精神不錯，我們就多走幾圈；但你要記住，繞一圈，大概二分鐘，你就會知道你走了多久時間。

● 在家門前走路很容易；一戶人家大約是我們繞餐桌一圈的距離，只是室內換成戶外而已；而且有風吹、有鳥叫聲、有太陽曬，還有鄰居的關懷。我們先走三家試試看，就像繞家裡餐桌三圈。

● 看報紙、讀雜誌不難；可以邊看邊畫線，就知道哪裡看過了。動動手指頭也動動眼球，身體兩個功能互相配合，剛剛好。

● 爬樓梯也來試試看；我示範給你看，一腳直一腳彎，兩腳輪流做，一階一階走，我會在後面看著你、接住你。

……

對於先生復健、照顧的事，有人建議我不必事必躬親，請兒媳、外傭代勞，或是去醫院、診所做就好了；他們說我曾是校長、他們說我年紀大了。

對我來說，先生的復健、照顧是日與夜，是與身體失速搶時間；再說可以幫忙的人有時有陣，可以幫忙的地方有限制，可以幫忙的內涵有不足；

我自己承擔、參與，可彈性、可全時、可全方位等的在第一時間取得先生身心變化的正確訊息。

我簡化家爲復健中心，設置簡易安全環境，再引進不同專長復健師爲先生做核心肌力訓練，我還能在一旁觀摩學習。

我更可帶先生出遊、訪友、參加活動，以促進他放鬆、舒展身心，我同時能獲得居家以外視野、文化、人際等的調節和滋養；

照顧先生，我能學習新事物，思考與構思復健的知能，我能同步起心、動腦和保健。

總之，對我這個老老師來說，目前只有這位老學生，我全時性的進行一對一的互動教學；

我們不需要再精進專門知識，再演算或思考高級邏輯的把自己變得所謂的聰明與複雜；

我想，我們只要當個普通人，只要善用與生俱來的視覺、聽覺、嗅覺、味覺、觸覺等身體五感，來練就「好好活著」的基本功；

然後，然後；

過著不要有遺憾的簡單生活、輕鬆做著簡單事，就心滿意足了！

後記

乘愛而行

先生從二〇一九年九月發病，二〇二〇年治療至今將近四年了。

這一千兩百一十五個日子，有風有雨也有晴；

我們從對病情的無知驚慌、到順著醫療過日子、到懂得在穩定中啟動日常、創造些許歡樂，這種種歷程的過渡，除了家人孩子們的貼心照料，讓我們無後顧之憂外，更因爲身邊有許許多多的貴人朋友們輪番上陣來支援，我們才能堅強、勇敢地承擔到現在！

先生喜歡廣交朋友，他的朋友跨年齡，也各在不同領域服務；我在教育界服務四十二年半，夥伴、學生也不少；

在我有事，就是他們有事的情誼網絡擁抱下，支援、支持、維繫的輔助資源都在這段時間裡適時溫馨的銜接起來。

好朋友們以他們的所有來安慰、鼓勵和陪伴；

讓先生在苦澀難挨的醫療日子裡有友誼蜜汁來潤化，

讓他單調的居家照護歲月裏也有小波水花可觀賞，讓我倆平凡的滴答時刻還能享有書畫、彈唱美的情趣。

住院初期，化療開始，先生飲水、吃飯都會嗆咳，只能吃稀飯和切成細碎的食物；蘊儀、淑花教育好夥伴教我媳婦如何將有營養的食物打成泥幫助先生安全進食；

先生能吃硬食後，好朋友牡丹常自己搭火車送鼎泰豐美食來；

陽光夥伴美玉、思玎經常來探望外，還邀我們去體驗學校的戶外課程，去稻田拔蘿蔔、去有機農園採玉米、採荔枝等；先生不僅能接近自然、親近土地、更能品嘗到新鮮蔬果。

王美髮師從二〇二〇年十一月起，幾乎每個月免費來家裡幫先生整理頭髮；

三年，超過三十餘次的剪剪愛心，以細膩、耐心、有型的剪髮技術剪下了先生的病容，重顯出先生年輕的好帥樣。

每個月的美髮日，是先生開心的日子！

美髮師一邊整理頭髮，同時分享已是羽球界新秀的女兒，她如何爲追求進步所吃的辛苦和努力。

他介紹女兒的運動復健師給先生，他說：

「選手平時的訓練、比賽，復健都要同時進行，而陳大哥要對抗身體病變，更應加強核心訓練。」

因有他的引進介紹，鍾復健師每周定時來訓練先生的肌耐力、柔軟度、日常功能控制等，大大增益了先生復健的效果和動機。

是幸運，也是幸福，我和先生年輕時教育著青少的學生，這些孩子長大後，轉身成爲我們的大朋友；每次有聚會，總會邀請老師參加、話近況。

尤其這三年，他們擔心我照顧先生不方便出門買菜，紛紛送來所種植的四季農產品，秋冬季有柑橘、大小南瓜，春夏季有高麗菜、絲瓜、胡瓜、苦瓜、大小黃瓜、冬瓜……等，數量多到我們吃不完，還能分送給鄰居與朋友。

靦腆憨厚的日祥學生送來一簍橘子時說：

「老師，這橘子是有機栽種，不好看，但好吃。」

他說這樣的話，不正表徵這孩子的氣質嗎？學生時代，他雖沒有出色的學業成績，卻總是笑臉溫暖迎人，是團體裡不可缺少的甘草人物；

其燊學生聽說我想看合歡山的杜鵑花，立即放一天工，清晨就載我上山賞花散心，還不時帶東西來家裡陪我們吃飯聊天；

那在山上陶土創作的鏡平孩子，迎我們進他的福爾摩沙工作室，聆聽大小銅鑼的壯闊與悠揚；

先生高職的一對賢伉儷學生，四年來的端午節總會送來親手包的各種粽子、自做的竹筍罐頭、上等魚貨，親自煮羊肉湯麵給老師補一補；

最心疼與不捨的是邱宇學生，一邊要工作、一邊要操先生腦中風的病情與復健，還要分心關懷師丈的寄保健食品與漁產品來……。

師生情誼有多深、有多長？

學生孩子們總說：「一日爲師終身爲父（母）！」而我和先生何德何能，只不過是在教育工作上「盡吾所有、做吾所能、盡吾所願」的示範與實踐罷！

先生大病後，怎樣讓他不被床、輪椅綁架是我在念在茲的重要事，尤其有醫師判斷先生的大腦有退化、失智的症兆，我更要在他的大腦可能當機前有所作爲。

我在腦中把所有能帶先生動腦又動手的朋友們想了一遍，並在心中盤算如何帶先生陸續去拜訪，或是請來家裡進行課程教學，我希望藉由朋友們的藝術薰陶，我和先生的餘生不再只是黑白而是彩色多姿。

小娟老師帶著濕水彩課程來了，她僅用紅、黃、藍三原色，就讓第一次學畫的先生感受到創作的美妙。

先生的筆劃豪邁有動感，蘊含著一股揮灑生命的自信與自在，一點都不像初學者般的扭捏與含蓄，很有他創業遇到挑戰時所展現的風采。

陽光的「元老神光」鬍子老師特別送來木工療癒課，我和先生第一次穿起木工服，興奮又小心的握著刨刀，刷、刷、刷，滿桌小小、捲捲的木片如花，飄送滿足香氣；

我們人生第一雙專屬筷子出現了、麵包餐盤製成了、小木碗完工了，美的不只是作品，還有先生那一心一意的投入帥樣！

陶藝家葉老師，聽說我想帶先生去學捏陶，馬上從課堂上抽身出來招呼，他一一倒出家中各種水果酒茶：李子、梅子、樹葡萄、橄欖等給先生品嘗，一會兒又泡起咖啡。

他還開起先生的玩笑，希望逗他開口多說話，最後才教我們如何搓土條、揉捏土塊。

他風趣的示範與解說，讓先生戀戀的黏在椅子上忘了必須要回家。

我最感動他這樣說：

「學費不重要，能鼓勵到陳大哥才是重點。」

他又和我同學素貞，接力泥塑與燒製了先生的頭像，現在能留下先生那微笑與專注看待人生的經典神情，那是我們一輩子都感恩不盡的盛情。

藝文朋友也相繼帶先生體驗他過去較陌生的藝術領域，像閑至歌手畫家讓我們參觀他的工作室，聽他自在彈唱月琴、欣賞他的月琴畫作，還現場彩畫先生半身像留下紀念；

從教育界退休、回歸鄉里，耕讀書畫的黃老師，分享種植青春黑紫米的同時，又特別來家裡教先生玩書法；

到各校撒播藝術種子的小紅老師，熱情的教我們認識藍曬，製作藍曬方巾，暨實用又美麗。

園藝界的好朋友：
千樺咖啡庭園的張董、山芙蓉的美珍、竹軒草堂賢伉儷，他們不僅開放美麗庭園供我們遊賞休憩，甚至烹煮先生愛吃的雞酒招待；
尤其是已經八十二高齡的張董，帶著他自己培植成功的彩葉芋遠從台中來鼓勵先生；
他教先生自己動手換盆、鋪土、植種彩葉芋，他說：
「我特別帶長得不好的來，你要親自栽種、親自澆水、每天觀察；幾天後彩葉芋一定繁茂、伸展。
看著自己種植的植物生氣蓬勃、挺起拔立，很有成就感，很療癒喔！」
我相信有樣學樣的心理效用。我想，看著依然瀟灑翩翩的俊哥張董、再想像親手栽種植物日後的欣欣向榮時，先生必能再度感染；旺盛又溫暖的生命力吧！

去年回陽光參加校慶，注意到桌遊的趣味與功能；熱情的桌遊于老師竟然是學生家長。

不久，他們賢伉儷帶著各式各樣的桌遊來測試先生的智力與反應。

他發現：先生操作動作雖慢，但整體來說判斷力、理解力還正常，而且隨遊玩次數的增加，先生的記憶力也明顯持久。

每回，賢伉儷家長會留下部分的桌遊供我們玩樂，一段時間後又會帶進階版的桌遊來。于爸爸說：

「桌遊活動老少咸宜，從簡單級到高階，可一個玩，也可多數人一起共樂；可純粹休閒消遣，也可做競技比賽……，它能活化腦力、提升專注度，又有遊戲的趣味，相當適合陳大哥。」

沒錯，有了桌遊，生活多了樂趣，孫子們回來後更興沖沖的主動加入，祖孫互動頻率增加了，孫子童真的笑聲盈耳；

我必須出門時，也不必擔心先生呆坐輪椅上，他可以自己玩桌遊等我回家。

談到日常保健，有幾位醫師猶似我們的家庭醫師、朋友般，他們親切又不厭其煩的提供身體上、大小毛病的諮詢和診治。

如當發現先生腦部有嚴重病狀時，不論何時，只要我發賴請教，廖醫師一定會即時回覆。他幫我分析醫療方向、各醫院主專陣容、主治醫師的條件等，讓我在第一時間能穩住波動的情緒；

而臨時發生的腸胃、皮膚等小狀況，都能因著他的專業建議而能就近處理，不需遠赴大醫院的舟車奔波。

學生林醫師幫我們轉診，省去掛不到大醫院病號的擔心；他還進一步介紹最優的首選醫師來爲先生開刀，並在復健期間常來家裡訪視關注。

家醫科羅醫師是多年的老朋友；平常先生找他看小毛病，他們總閒話家常，互相開玩笑；有次，一聽說先生有突發狀況，視訊看診後，還不放心，又特別親自送藥來……。

近四年的醫療與復健之路，承蒙衆多親朋好友的關懷、陪伴與鼓勵，我們終能走出暴風圈，暫棲在小風微浪的偏隅。

也許只是短暫，但我們相信：
生命有愛
人間有情；
乘愛而行的路上
喜樂不遠；
它就在
眨眼
揮手與
呼喚之間！

國家圖書館出版品預行編目資料

因爲你 因爲我／林碧霞著. --初版.--臺中市：白象文化事業有限公司，2024.1
面； 公分
ISBN 978-626-364-178-5（平裝）
1.CST: 癌症 2.CST: 病人 3.CST: 通俗作品
417.8 112017851

因爲你 因爲我

作　　者　林碧霞
校　　對　林碧霞
發 行 人　張輝潭
出版發行　白象文化事業有限公司
412台中市大里區科技路1號8樓之2（台中軟體園區）
出版專線：（04）2496-5995　傳眞：（04）2496-9901
401台中市東區和平街228巷44號（經銷部）
購書專線：（04）2220-8589　傳眞：（04）2220-8505
專案主編　李婕
出版編印　林榮威、陳逸儒、黃麗穎、水邊、陳媁婷、李婕、林金郎
設計創意　張禮南、何佳諠
經紀企劃　張輝潭、徐錦淳、林尉儒
經銷推廣　李莉吟、莊博亞、劉育姍、林政泓
行銷宣傳　黃姿虹、沈若瑜
營運管理　曾千熏、羅禎琳
印　　刷　基盛印刷工場
初版一刷　2024年1月
定　　價　320元